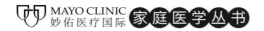

MAYO CLINIC 妙佑医疗国际 家庭医学丛书

骨质疏松症
预防与治疗

MAYO CLINIC GUIDE TO PREVENTING AND TREATING OSTEOPOROSIS

[美] 巴特·L. 克拉克　主编

庞　芮　冯亦鸣　张静云　译

余可谊　审译

北京出版集团

北京出版社

Mayo Clinic Guide to Preventing and Treating Osteoporosis by Bart L. Clarke

Copyright © 2014 Mayo Foundation for Medical Education and Research (MFMER)

Simplified Chinese translation copyright © 2020

by Beijing Publishing Group Co., Ltd.

All rights reserved

著作权合同登记号 图字：010-2016-10009

图书在版编目（CIP）数据

骨质疏松症预防与治疗 ／（美）巴特·L.克拉克主编；
庞芮，冯亦鸣，张静云译. — 北京：北京出版社，
2020.10
（妙佑医疗国际家庭医学丛书）
书名原文：Mayo Clinic Guide to Preventing and
Treating Osteoporosis
ISBN 978-7-200-14826-8

Ⅰ．①骨… Ⅱ．①巴… ②庞… ③冯… ④张… Ⅲ.
①骨质疏松—防治 Ⅳ．① R681

中国版本图书馆 CIP 数据核字 (2019) 第 149290 号

妙佑医疗国际家庭医学丛书

骨质疏松症预防与治疗
GUZHI SHUSONGZHENG YUFANG YU ZHILIAO
[美] 巴特·L. 克拉克　主编
庞　芮　冯亦鸣　张静云　译

出　　版　北京出版集团
　　　　　北 京 出 版 社
地　　址　北京北三环中路 6 号
邮　　编　100120
网　　址　www.bph.com.cn
总发行　北京出版集团
经　　销　新华书店
印　　刷　北京市雅迪彩色印刷有限公司
版　　次　2020 年 10 月第 1 版
印　　次　2020 年 10 月第 1 次印刷
开　　本　787 毫米 ×1092 毫米　1/16
印　　张　14.25
字　　数　240 千字
书　　号　ISBN 978-7-200-14826-8
定　　价　128.00 元
如有印装质量问题，由本社负责调换
质量监督电话　010 – 58572393

作者声明

　　书中的信息并不能代替专业的医疗建议，仅供参考。作者、编辑、出版者或发行者对由本书引起的任何人身伤害或财产损失不承担任何责任。

　　本出版物不是由妙佑医疗国际翻译的，因此，妙佑医疗国际将不对出版物中出现由翻译引起的错误、遗漏或其他可能的问题负责。

序言

骨质疏松症曾被认为是衰老带来的负面影响，但如今，在妙佑医疗国际（Mayo Clinic）及其他中心研究人员的多年努力下，人们对于骨质疏松症有了进一步的深入认识——可以对骨质疏松症所带来的骨质流失进行积极干预。这也就意味着，将来我们可能不用再承受这种疾病所带来的种种困扰。

妙佑医疗国际《骨质疏松症预防与治疗》将为你提供最新的疾病防治知识，即医生们对于骨健康及患病风险的评估手段。本书内容包括全面且权威的骨质疏松症诊治方法介绍及饮食、保健、运动、药物、疼痛控制方面的细节化指导。

你将从本书了解到如何降低跌倒后骨折的风险，也将从中认识到保持良好体态、健康状态、平衡及协调的重要性。另外，我们还为你提供了最新药物研发进展，并为你更好地评估自己的治疗效果提供指导建议。

妙佑医疗国际的骨质疏松症专家们对于本书内容进行了审校，以保证你能从中获得最准确及最新的疾病相关信息。

我们相信这本书将为你有效的防治骨质疏松症提供帮助。在本书的指导和医生的建议下，你将可能远离疾病带来的骨质流失，尽情享受积极独立的生活。

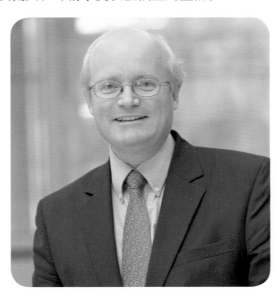

巴特·L.克拉克　医学博士

医学编辑

目录

第一部分　走近骨质疏松症

第二部分　预防和治疗

第三部分　与骨质疏松症共处

第一部分

走近骨质疏松症

第一章

什么是骨质疏松症

你可能从来没想过你的骨质是活着的东西。每一天，你体内的旧骨质都在不断地被新生的骨质所取代；而随着你的年龄增长，这个新旧更替的平衡也慢慢被打破：你丢失的骨质将多于新生的骨质。当你丢失了过多的骨质，你就可能会患上骨质疏松症。

骨质疏松症会使骨骼变得脆弱、容易折断。在拉丁文中，骨质疏松症的原意是"多孔的骨骼"，这也是当你患上骨质疏松症的时候骨骼呈现出的状态。由于骨质的流失，从前致密和强壮的骨骼可能会失去承担压力甚至是完成弯腰或扭过身向后方看这种日常活动的能力。

近些年来，骨质疏松症才被认为是像头发变花白、长出皱纹之类的自然衰老的环节。但是，如果一个人身高减少10厘米，甚至因为咳嗽、拥抱发生骨折这种事情，就绝对不能被称为是"自然的"或是"健康的"了。

骨质疏松症作为一种常见的疾病，目前是可防可治的。成功预防骨质疏松症的关键在于早年强健骨骼，减缓在当下年龄的骨质流失速率。若你已经患上了骨质疏松症，那么在良好的营养支持、锻炼以及药物治疗下，整体疾病进程可以被延缓甚至逆转。为了你的骨骼健康做出努力永远不会太晚。

骨质疏松症的风险

每年都会有很多人因为骨质疏松症而导致骨折。这些骨折多发生在脊柱、髋部或腕部，也有些人发生在身体其他部位。对于脊柱来讲，压缩性骨折会使椎体被压塌，进而使人的身高变矮并开始出现驼背。而髋部的骨折则会对人的正常生活产生巨大的影响——只有1/3左右的髋部骨折患者能够恢复到之前的活动水平，另外将近1/3的患者将需要长期待在养老院。对于患者而言，骨折本身还不算是最糟的，当附加的慢性疼痛以及随之而来的焦虑和抑郁同时出现时，这种复杂的"麻烦"才是骨质疏松症真正的"威力"。

骨质疏松症最常见于绝经后的妇女。50岁及以上年龄段的妇女，在未来的生活里将有50%的骨折风险。现有数据显示，绝经后女性发生髋部骨折的综合风险与患上乳腺癌、子宫或卵巢癌的风险相同。男性虽然患骨质疏松症的风险远低于女性，但是在男

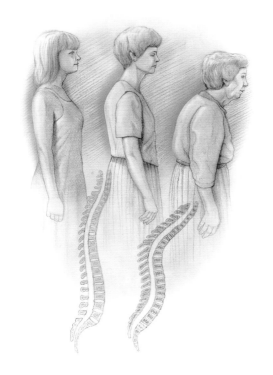

图1-1　随年龄改变：图为来自同一家族的三代人，揭示了骨质疏松症缓慢影响姿势及降低身高的过程

性患者中，因为髋部骨折而死亡的风险却更高。

许多人都不知道自己的骨骼已经变得脆弱，这是因为骨质的流失通常需要一个漫长的过程，并且这个过程本身不会带来病痛。骨折是提示骨质疏松症的唯一首发症状，发生了骨折的时候才发现，已经患上了骨质疏松症。针对这种风险，骨密度检查将是预测骨折风险的最佳方法。

骨质疏松症的历史

人们从古埃及的木乃伊中搜集到了骨质疏松症导致髋部骨折的相关证据，但直到最近，骨质疏松症才被认为是一种"疾病"。此前，不论是文学还是艺术作品中，甚至是电视节目中，都支持着"骨质疏松症是衰老不可避免的阶段"这一观点：想想著名童话《住在靴子里的老妇人》或是电影《贝弗利山人》里的老年女性形象，这些人大多都驼背弯腰、步履蹒跚。

19世纪30年代，一名法国医生在研究疾病对人体的影响时发现，部分患者的骨骼呈蜂巢状，而这种孔洞极大削弱了原有的骨结构。在首次描述了这种状况后，他将其命名为"骨质疏松症"。这位医生没有想到这是一种疾病的表现，进而选择了其他方向进行深入探索。

到了20世纪40年代，马萨诸塞总医院的福勒·奥尔布赖特博士建立了雌激素及骨质疏松症之间的关联。他发现，自己接诊的许多骨骼脆弱或是有骨折的患者都是绝经后的老年女性。奥尔布赖特博士相信，伴随绝经期的雌激素水平大幅下降是造成异常骨质流失的原因，也因此，他将这种情况称为"绝经后骨质疏松症"。

目前来看，一些陈旧的观点依然占据了主导地位，例如在过去的几十年间，女性总是被要求长期口服钙剂；但新的发现正在改变医生们对于骨质疏松症的理解，即骨质疏松症不再是一个专属于老年妇女的疾病。总之，延缓衰老过程中伴随的骨质流失与你年轻时骨骼的健康生长发育是同等重要的。

骨储备

如果把全身的骨骼想象为是一所骨银行，就像你可以通过平日的健康投

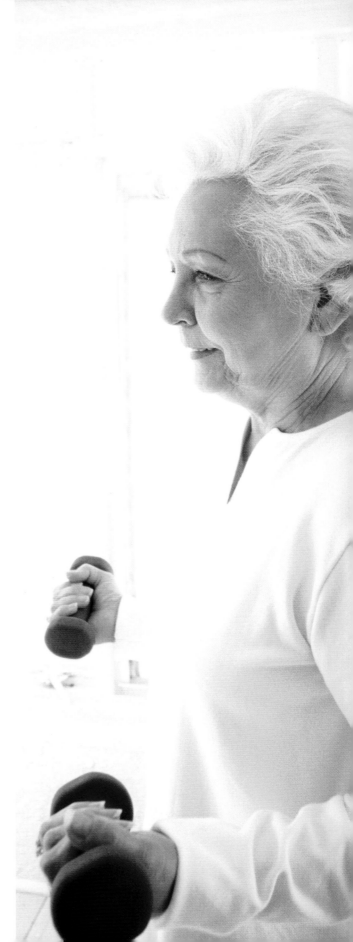

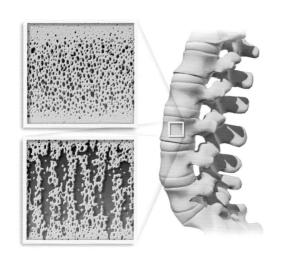

图1-2　正常的骨骼是强壮而柔韧的（如左上图）；骨质疏松的骨骼则是更多孔、脆弱并且容易发生骨折的（如左下图）

资让自己处于更好的状态以备不时之需一样，人体的骨骼健康也与骨骼内钙盐及其他矿物质的储备息息相关。而当骨银行里有能够满足全身需求量的矿物质时，骨骼就会拥有好的健康保障。

在一生的时间里，人体新的骨骼在不断地形成，旧的或是使用过度的骨骼在不断被破坏清除——这种"新旧更替"导致了骨银行内进行着的多笔"转账"，也正是这种方式能让骨骼实现自我修复，维持现有结构功能。对于成年人来说，一个理想的骨银行账户应该"收支平衡"。

以下是一些与骨银行相关的概念。"骨量"是骨骼内所包含的骨组织总量，也就相当于骨银行账户内的储蓄总额。"骨密度"指的则是体内骨组织的堆积密度，即骨骼内矿物质的含量，就像是保险箱内码放好的硬币一样。"骨强度"反映了骨骼抗压的能力，这种能力与骨质量（由骨量和骨密度决定）息息相关，类比一下的话，就像是银行账户对于日常大额转账的处理能力。

当一个人有更大的骨量和更高的骨密度时，即骨银行储蓄更多时，骨骼就更加强健，患上骨质疏松症或是骨折的概率就能大大降低。

骨储备不足

在年轻力壮的时候，人体的生长发育过程就是在不断往骨银行内"存款"的过程。但是当迈入而立之年，有些变化就开始悄悄发生了："取款"在慢慢超过"存款"，这也就意味着，骨量及骨密度正在逐渐流失。但这本身对于衰老来说是一个正常的过程。可如果"取款"超过"存款"的进程快到削弱了人体的骨骼，这就需要引起关注了。研究者们已经了解到，这种异常进程的发生是多因素共同作用的结果。

当然，骨质流失并不意味着人真的丢失了大块的骨骼，损失的是其中的矿物成分。骨骼的外壳变薄，内部结构变得疏松多孔——这种改变将让骨骼强度受到削弱。在显微镜下观察一块骨质疏松症患者的骨组织，就像是在看一座有很多梁柱缺失了的钢筋大桥；而骨骼本身也就像这座脆弱的桥一样，可能再不能够承受日常的压力。

一个人患上骨质疏松症的可能性并不仅仅和目前的骨质流失相关，它还取决于这个人年轻时或者说在生长阶段在骨银行中存储的骨量。这种针对疾病的考虑对于年轻人和老年人来讲是平等的。

症状和体征

骨质疏松症就像一个无声的小偷，长年累月地让人在没有痛苦的状态下丢失骨质。更夸张的是，即使一个人的骨质流失在以极不正常的速率进行，他可能也没有任何的症状或体征。然后有一天，他在日常的工作生活过程中骨折了，比如说在拎起脏衣篓的时候折断了肋骨，抑或是在弯腰系鞋带的时候损伤了椎体，那么这时，很明确的一点是，骨质疏松症已经发展到开始影响他的生活，并且他的部分骨骼很可能已经被削弱，变得很容易折断。

倘若一个人出现了脊柱的压缩性骨折，那么他还有可能出现如下一些症状和体征：

骨质疏松症并不是骨关节炎

骨质疏松症和骨关节炎是症状及体征截然不同的两种疾病，但是人们常常会将二者混淆。骨质疏松症会削弱整体的骨骼，而骨关节炎则会影响骨骼连接处的关节。拿骨关节炎来说，这种疾病会消磨骨骼间起到缓冲及防止摩擦的软骨垫，因此疼痛和关节畸形是它的常见主诉。而相较之下，除非一个人不幸骨折，否则骨质疏松症本身不会有太多不适的感觉。

·后背疼痛

·身高变矮

·驼背

有一点要说明，一个人出现了后背疼痛、身高变矮或是驼背，这并不意味着就患上了骨质疏松症；只有当出现椎体压缩性骨折后，骨质疏松症才会引起背部疼痛。一般来说，背部疼痛最常见的原因是肌肉拉伤与椎间盘受损；背部疼痛只是有可能是源于骨质疏松症相关的骨折，所以这时，去看医生明确疼痛的病因并采取合适的干预措施就显得格外重要了。

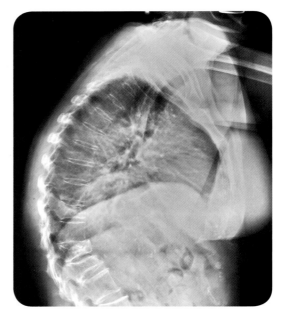

图1-3　压缩性骨折：这张X光片展示了压缩性骨折是如何造成异常脊柱曲度的，进而引起驼背姿势

在疾病进程早期，患者很难判断是否患上了骨质疏松症，所以要关注每一个可能让疾病风险增大的影响因素，比如去进行骨密度检查。对每个人来讲非常重要的一点是，对骨质疏松症采取干预措施的最佳时机是在骨折发生之前，而不是之后。

分型

骨质疏松症有不同的发病原因，因此医生会根据骨质疏松症病因及疾病分型来制订合适的治疗方案。

在女性人群中，骨质疏松症常常源于更年期后出现的骨质流失，是绝经和衰老引起的骨质流失的共同作用的结果。大多数成年人会在他们快30岁或是30岁出头时达到骨峰值，此后随着年龄增长，骨质就开始进入流失的过程中。

除开年龄的因素，骨质流失也可能是由于其他疾病或是某种药物使用的影响。虽然还有多种引起骨质疏松症的继发因素，但继发性骨质疏松症本身相对少见。

成年骨质疏松症的继发性因素

以下药物、疾病、操作可能加速骨质流失，增加骨质疏松症患病概率。

药物

- 固醇类
- 抗惊厥药
- 过量甲状腺素
- 特定的利尿剂，如袢利尿剂
- 特定的抗凝药，如肝素和华法林
- 特定的酶抑制剂，如芳香酶抑制剂
- 乳腺癌及前列腺癌的治疗药物

疾病状态

- 内分泌紊乱
- 性激素不足（性腺功能减退）
- 甲状旁腺素过量（甲状旁腺机能亢进）
- 库欣综合征
- 1型糖尿病
- 胃、肠道、肝脏疾病
- 克罗恩病
- 小肠吸收不良
- 原发性胆汁性肝硬化
- 乳糖不耐受
- 类风湿性关节炎
- 行经异常（闭经）
- 瘫痪或因为疾病导致长期卧床状态

外科操作

- 器官移植
- 胃及上消化道手术

男性也可能患上骨质疏松症

毫无疑问，男性也会患上骨质疏松症。当他们进入而立之年，就开始以每年约1%骨量的速度开始骨质流失的进程；到了65岁时，他们骨质流失的速度开始变得和女性持平。在这之后的年龄段人群里，骨质疏松症在男性和女性的发病率持平。

很多男性认为骨质疏松症是一种女性特有的疾病，也就因此忽视了自身疾病防治的基本措施。大约200万美国男性患有骨质疏松症，另有1200万存在潜在患病风险。据统计，大概有25%的50岁以上的男性会因为骨质疏松症骨折；另外，每年有大约8万男性会有髋部骨折。

如果你想获得更多男性骨质疏松症的相关信息，请参见第十一章。

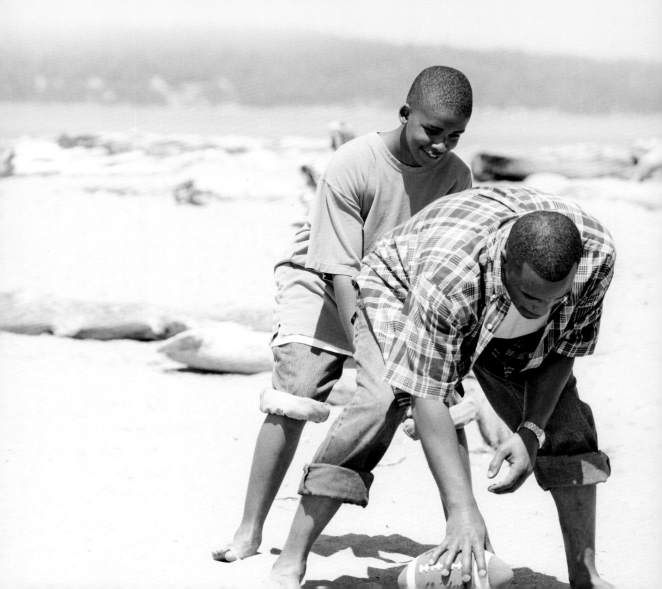

绝经后骨质疏松症

因为绝经造成与骨骼生长相关的雌激素水平下降，因此"绝经后骨质疏松症"会出现在绝经期或绝经后。在大多数女性中，绝经一般出现在大约51岁。但在女性经历最后一次月经来潮前的2～3年内，雌激素的水平已经开始下降；这个下降过程在末次月经来潮后还会持续3～4年时间。整个激素水平的变化过程里，由于雌激素是维持骨骼健康的必要因素，所以当激素不足时，骨质流失的进程也就被推进了。总的来说，女性人群在绝经后5～7年内可以丢失20%左右的骨量。

当女性到了70岁左右，骨质流失的速率减慢了，但是这个过程并没有停止。对老年女性来说，她们通常已经丢失了自己骨量的35%～50%。所以老年女性人群更有可能患上骨质疏松症。也正是如此，在年轻的时候积累和维持一定的骨量对于老年的疾病防治来说是非常重要的。

老年骨质疏松症

随着年龄增长，不论男性还是女性都会经历骨质流失。在80岁之前，因为你的骨形成速率减慢的同时，你的骨破坏速率仍然维持在既往水平甚至有所增快，所以每年都丢失一小部分的骨量是很正常的事情。此外，你骨骼的外壳以及内部结构都被削弱。以上提及的所有变化都是衰老导致的正常改变，而其中起决定性的重要特征是改变的速率——当骨质流失的速率过快时，就可能因此患上骨质疏松症。

骨质疏松症最常见于老年女性人群，这是由于她们遭受着双重打击。除了老年相关的骨质流失，老年女性还要与绝经后骨质流失的过程对抗。老年性骨质流失可能在女性更年期开始之前就出现了，很多人绝经前都不会有明显的表现。由于这些特点，很多人可能直到75岁或者年纪更大的时候才会发现自己患上了老年骨质疏松症。

骨质疏松症的继发性因素

骨质疏松症可能与一些特定的疾病、手术操作或者药物使用造成的骨质流失加速相关。继发性因素大概占绝经后女性患者的20%～30%，占绝经期（围绝经期）

女性患者的50%，占男性骨质疏松症患者的50%。

总体来讲，被确诊骨质疏松症的年龄越小，疾病本身越有可能源于继发性因素。如果想了解更多骨质疏松症的继发性因素，请参见第十二章。

积极的观点

用银行账户来类比骨骼的自我维持及骨质疏松症对于骨骼影响的过程是非常形象的。但是这个比喻有时候也有失偏颇，比如说，当一个人骨密度下降的时候，也就是银行账户存款较少的时候，他只是被增加了骨质疏松症的患病风险，而并不一定意味着他会发生骨折。

低骨量和低骨密度能很好地预测骨质疏松症的发生。但是，正如一个人的财力不能仅仅通过银行存款来判断一样，针对一个人的骨骼健康的判断也不只是建立在骨密度检查的数字上，医生会综合考虑一些因素来评估，比如自身骨结构、年龄、性别，以及生活方式等。

第二章

骨的生命周期

人们通常认为骨头是坚硬、不可弯折，甚至是没有生命的。但是恰恰相反，骨骼拥有一种隐秘而活跃的生命形式：它们是活着的组织，在不断地发生新旧更替和改变。

既有骨组织在人体内不断被新的骨组织取代的过程被称为骨的重塑周期。每时每刻有数百万例的骨破坏及骨形成过程在发生；这个过程将贯穿终生，但是整体骨骼破坏和形成的平衡可能在不同的节点会有所不同。

从宫腔内的胚胎阶段，到儿童阶段、青春期，人的生命进程本身也在影响着人体的骨骼健康。在年纪尚轻的时候，骨骼在朝着目标的最大尺寸及密度生长；在人们步入中年时，这种生长状态就发生了变化，毕竟身体正开始以比生长更快的速率流失骨质。

了解骨重塑将有助于察觉到自己骨骼健康及结构的微小变化。骨重塑的过程涉及很多的因素，骨骼的改变过程因人而异。

虽然积极的防治措施从任何年龄段开始都不晚，但干预时机越早越好。

骨的基础

骨骼的基本结构和内部框架主要是由胶原蛋白组成。在这些框架间有诸如钙、磷之类的矿物盐大量沉积，另外还可能含有少量的钠、镁、钾。这些矿物盐与水混合后形成了一种坚硬的、水泥样的介质，从而让我们的骨骼变得强劲有力。

骨骼的外部被一层称作"骨膜"的薄膜覆盖。这层膜内除了分布着滋养骨骼的血管外，还分布着能在疾病或是受伤时向大脑传导痛觉的神经。

骨膜下包被着组成骨骼的三类骨组织：骨皮质、骨小梁和骨髓。

骨皮质

致密骨（骨皮质）构成了骨骼致密的外壳。它是由棒状的骨单元紧密堆叠而成的，外观看起来就像一捆绿色洋葱。骨单元本身是由多层组织形成的洋葱状结构，在每一个层面，胶原蛋白纤维都朝着不同的方向分布，以此达到更强的强度。

骨小梁

骨皮质包绕着的是一种我们称之为"骨小梁"的海绵状组织，也叫作"松质

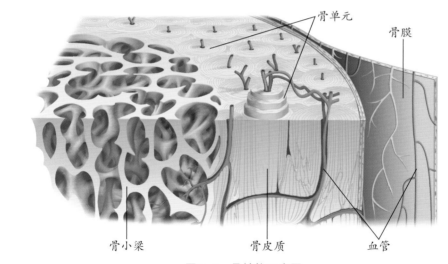

图2-1 骨结构示意图

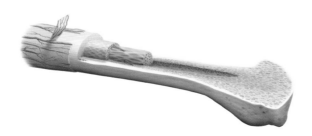

图2-2 大多数骨都同时含有骨小梁和骨皮质。骨髓是第三类骨组织，它充填了骨小梁之间的孔洞和通路

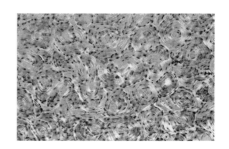

图2-3 骨单元是骨皮质的结构组成单位

骨的主要成分

矿物盐是人体所必需的。人体需要一定量的矿物盐来维持正常的生长和发育。因为人体对于大多数的矿物盐和维生素都缺乏合成能力，所以必须通过饮食或是服用补剂来获取这些矿物盐。

矿物盐对于人体的一些基本机能来讲是至关重要的，比如骨骼的生长发育和自我维持。而反过来，骨骼也是某些矿物盐的储存库，或者说是银行，比如说钙、磷、镁。当人体没能从日常饮食中摄入足够的上述矿物盐时，身体就会从骨骼中提取一部分来维持需求。如果从骨骼中提取的矿物盐过多，骨骼可能会失去自身正常的工作能力。

钙是维持骨骼健康最重要的一种矿物盐。人体内99%的钙盐都存储于骨骼中。它除了让骨骼及牙齿保持强壮外，也在心脏、肌肉、神经的正常工作以及凝血过程中起到不可或缺的作用。

对于骨骼健康来说，磷和镁以及其他的一些含量极低的矿物盐也是必需的。大多数膳食平衡或是服用含有矿物盐的复合维生素的人群，都能从日常饮食中摄入足够的矿物盐。

骨"。"松质"描述的是一种点格状的排布方式：数百万小的条状"小梁"交错排列，最终形成我们所见到的复杂格状结构。这种交错排列往往沿着某条轴线进行，以实现骨骼对于外界压力的最大承受力。

通过致密的骨皮质包绕着柔软的骨小梁，人体的骨骼才能既轻巧又强壮。整体来说，骨骼是一种既坚固又非常柔韧的结构，因此它能支撑起整个身体，保护大脑及其他重要脏器，让人能够行走、跑步、跳跃、舞蹈或是完成一些别的活动。

人体内大多数的骨骼同时有骨皮质及骨小梁组织，但是不同部位骨骼二者的比例有所不同。胳膊、腿、肋骨之类的长骨主要由骨皮质组成，而骨盆、脊柱椎体等不规则形状的骨头则主要由骨小梁组成。

骨髓

骨髓是第三类骨组织，是一种填充于骨头内部的孔洞及通道的柔软物质。它决定着人体内携带氧气的红细胞及对抗病菌的白细胞的含量。在诸如大腿内股骨等长骨内，骨髓填充着中心轴内的管道。

骨重塑

骨骼始终处于一种自我修复的状态。在整个生命进程中，骨组织一直在进行骨重塑，即清除旧骨并以新生骨替代的过程。每过一段时间，在身体完全没有意识到的情况下，骨头表面数以万计的小区域已经自动开始了重建工作。

骨重塑过程的进行是有一定原因的。首先，骨骼的磨损和裂缝可以通过这个过程实现修复。其次，经过骨重塑过程，机体可以调节钙和其他矿物盐在血液中的含量，以确保有足够的矿物盐来支持人体的正常机能。最后，骨重塑是人体对于身体活动的应答方式，例如当骨骼在应对重负荷和较大的压力时，会通过形成新骨来实现。

这种骨骼的更新通过两个阶段来实现，最开始的阶段是骨破坏（骨吸收），第二个阶段称为骨形成。每个阶段都由一些特定的骨细胞在激素和机体内其他介质的

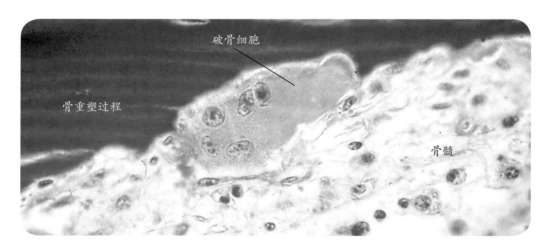

图2-4　骨吸收：这幅显微镜下的照片展示了破骨细胞在骨吸收阶段破坏骨表面的过程

调节下完成。

在骨吸收的过程中，一种位于骨表面的细胞开始变得活跃，这种细胞我们称为"破骨细胞"。破骨细胞附着于骨表面，它们以自身特殊的酶水解骨骼。随着酶水解的过程，破骨细胞逐渐侵入骨骼内，骨骼内的蛋白质和矿物盐即被释放出来进入人体血液循环，参与人体的一些生命活动。破骨细胞的这种生物活性决定了骨表面的孔穴结构特点。

紧接着骨吸收的过程就是骨形成。骨形成由另一组专门的细胞来完成，我们称之为"成骨细胞"。成骨细胞迁徙到已形成的凹陷内，开始填满胶原蛋白间的孔隙。随着血流内矿物盐重新在胶原蛋白上沉积，小梁网络逐渐变得坚硬起来。当小梁网络完全实现了矿化，骨形成过程也就完成了。换句话说，在骨吸收过程中被清除的骨骼现在已经被新的骨骼替代了。

对孩子和青少年来说，发生在某处的骨重塑过程（形成孔穴并且更新孔穴内的胶原和矿物质）将花费3～6个月时间；对成年人来说则将花掉整整1年的时间；而对于老年人来说，这个过程将长达18个月。

在大多数的骨重塑过程中，骨质破坏的速度一般都快于重建。所以为了时刻保证骨骼强健，比起骨重建来说，机体会让更少的骨骼去经历骨破坏的过程。

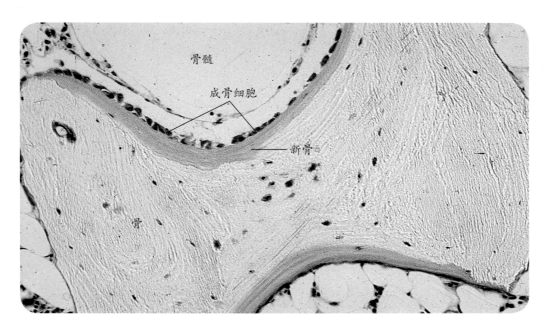

图2-5 骨形成：这幅显微镜下的照片展示了成骨细胞在合成新骨的过程

当人进入而立之年，大概有1%的骨骼在经历骨破坏的过程，与此同时，约有4%的骨骼在经历骨形成。以这种速率，骨骼差不多每10年能完成一次新旧更替。

激素与骨形成

破骨细胞和成骨细胞在骨重塑过程中的活性是由激素及其他一些能让骨细胞相互沟通的信使物质调节的。此外，激素还能影响身体从食物中摄入钙以及排出体外的钙的含量。

"激素"本身意味着"使兴奋"或"激活"；它是一种通过作用于机体特定部位（靶点）来调节多种生理过程及功能的化学信使物质。人体内的一些特殊的腺体组成了内分泌系统，激素则是这个系统中的一分子。腺体根据人体不同的需求来合成与释放激素入血，以实现调节作用。因为内分泌系统在骨重塑的过程中起到了至关重要的作用，所以内分泌学家也是治疗骨质疏松症的专家中不可或缺的一员。

骨重塑过程中涉及的激素主要是甲状旁腺素（PTH）。这种激素由颈部基底部分的4个小腺体合成。当血液循环中的钙水平下降，甲状旁腺就会开始释放PTH。这种激素能促进破骨细胞对骨质的破坏吸收，以使更多的钙被释放入血。但是在某些特殊的情况下，PTH也能加速骨形成的过程。

PTH能使维生素D活化，进而可以促进机体从胃肠道吸收钙元素，以维持血液循环中的钙含量。在骨重塑过程中，除了PTH，还有其他的相关介质参与了调节，例如降钙素（甲状腺分泌的一种激素）和性激素（雌激素、睾酮）。

通过新骨对骨吸收过程中被清除旧骨的替代，人体才得以维持骨骼的强度。骨骼整体的净变化受到多种因素的影响，比如年龄、激素水平、饮食习惯和日常锻炼。因此，对于不同的个体或是对于同一个体的不同年龄阶段，情况可能截然不同。在生长发育的重要时期，换句话说也就是童年及青少年时期，体内骨银行的矿物盐水平处在一个正平衡状态，体内新形成的骨多于被破坏的骨。过了这个时期，这种正平衡状态开始转换，总体的骨量变化开始从"增加"变为"减少"。

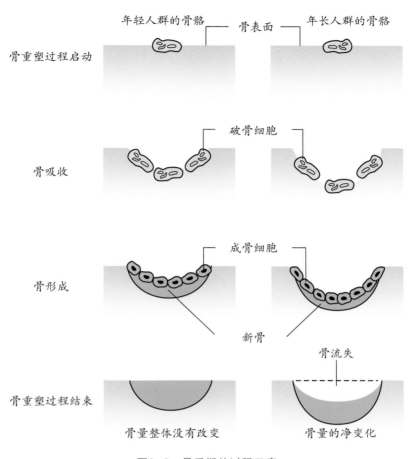

年轻人群的骨骼　　骨表面　　年长人群的骨骼

骨重塑过程启动

破骨细胞

骨吸收

成骨细胞

骨形成

新骨

骨流失

骨重塑过程结束

骨量整体没有改变　　骨量的净变化

图2-6　骨重塑的过程示意

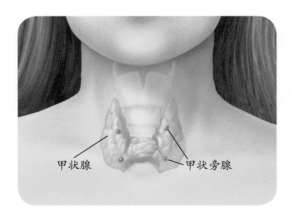

甲状腺　　甲状旁腺

图2-7　甲状旁腺：人体有4个位于甲状腺后方的甲状旁腺（图中以灰点标示）；它们负责合成甲状旁腺激素，进而影响你的骨健康

峰值骨密度

当人体处于童年、青少年或是刚成年的阶段，骨骼生长与身体其他发育是同步的。在这段时间里，人体骨骼体积变大，也变得更加致密与强壮。在青春期蹿个儿快结束的时候，人体的骨量通常已经达到了成年骨总量水平的60%。再往后，到了18岁，长个儿的过程也就

基本完成了。

一般来说，在快30岁或30岁出头的时候，骨量会达到最大值。这也就是我们常说的峰值骨密度，即作为一个正常发育的成年人所能达到的最大骨量。换句话说，到了这个节点，人体的骨骼就已经发育完全了。

峰值骨密度因人而异。以下列举的是一些可能影响峰值骨密度的因素：

· **遗传因素**：遗传因素大概能解释约3/4的峰值骨密度个体差异。

· **性别**：一般来说，因为男性的骨骼体积较大，所以峰值骨密度高于女性。

· **人种**：白人及亚裔的峰值骨密度一般低于黑人、西班牙裔和美洲印第安人。

· **饮食**：饮食中注意摄入钙和维生素D的人群能够达到的峰值骨密度往往高于钙及维生素D摄入不足人群的水平。

· **体能训练**：日常的体能训练能使骨骼变得更加致密和强壮，换句话说，它对于骨骼健康有积极的影响。

· **激素水平**：雌激素、睾酮以及其他一些激素在骨的形成和维持上起着重要作用。

· **疾病状态**：一些慢性疾病或是一些特定的严重疾病可能影响骨骼，降低骨密度。

· **生活方式**：吸烟及酗酒可能对于骨密度有不良影响。

在年轻时达到的峰值骨密度越高，针对骨质疏松症的防治就越充分，日后骨折的风险也相应降低。这非常好理解，如果骨骼足够强健，那么在衰老和疾病影响下变得容易骨折的进程将被很大程度地延缓。

所以在年轻的时候养成好习惯从而达到更大的骨量可以让老年生活尽量远离骨质疏松症。即使已经过了到达骨量峰值的年纪也不必灰心，因为类似的一些习惯及行为对于防止或者延缓骨质流失有着相同的积极作用。

衰老与骨骼

即使达到了峰值骨密度，骨重塑过程依旧在继续，只是相较之前，骨破坏和骨形成的平衡有了一定的变化。随着年龄的增长，骨破坏的速率开始赶超骨形成，发生骨吸收的部位也开始增加。

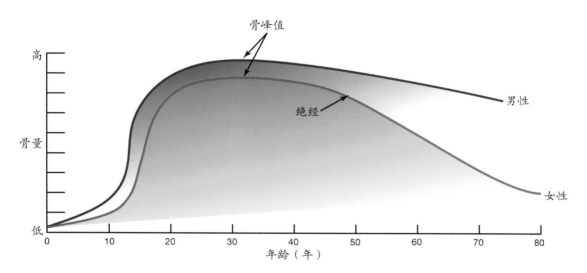

图2-8　骨密度的波动：骨密度与性别、人种息息相关，它会在快30岁或30岁出头的时候达到峰值，然后随着年龄增长逐渐下降。女性在绝经后会经历一个明显的骨密度变化。但总体来讲，达到的峰值骨密度越大，在之后的日子里因为骨质疏松症而发生骨折的可能性就越小

随着骨密度下降，骨骼也就变得疏松多孔、脆弱起来。

由骨量增长到骨质流失的转化过程是缓慢的。即使这个过程的发生时间因人而异，但在男性和女性人群中普遍存在。人体可能会在10年时间内丢失掉3%～5%的骨量，这种骨量的改变主要影响的是相较于骨皮质来说致密程度稍低一些的骨小梁。

骨的变化背后隐藏的原因是复杂并且没有完全研究透彻的。伴随着人体的衰老进程，成骨细胞活性慢慢变低，进而减缓了新骨形成的速率。身体吸收钙的能力、自身活动量的降低、体内特定激素水平的下降可能都会对这个过程有着或多或少的影响。

当人体老去时，一方面，他们的肠道从食物中吸收的钙逐渐减少，因此进入血液循环中的矿物盐也就相应减少。而另一方面，因为肾脏维持钙含量的能力下降，所以从尿液中排出的钙也变得更多。

有研究发现，随着年岁渐长，人体对于含有钙的食品内的糖（蔗糖）的耐受度有所下降，比如牛奶或酸奶。

也正因为这样，这些人对于乳制品的摄入开始显得不足，因此，对于钙的摄入也就相应减少。此外，也有一些人觉得这些乳制品导致了他们的便秘。

身高"缩水"了吗?

　　每个人差不多会在18岁的时候达到成年应有的身高,然而,当步入中年甚至年纪更长时,你可能发现自己变矮了。那么这又是怎么回事呢?

　　每天,在清醒的时间段内,椎间盘作为对脊柱椎体起到分隔与缓冲作用的存在都在受到挤压,这本身与人的年龄无关。而到了夜里,人体进入了休息时段,椎间盘也就获得了补充水分与伸展的机会。这样来看,人体在清晨的时候可能会比夜晚的时候稍高一些。

　　但是在日积月累的影响下,人体的椎间盘会开始进入自然萎缩的过程,进而让身高稍有降低。这种"变矮"可能在3~9厘米不等。骨质疏松症能使人体的脊柱椎体压缩甚至是崩塌,因此可以使患者身高的减少多于正常水准。对于"驼背"这种特殊姿势来说,另一个诱因大概是上背部肌肉的力量衰减。

　　如果你觉得自己在"缩水",请去咨询医生,他很可能会建议你做一个骨质疏松症的筛查。

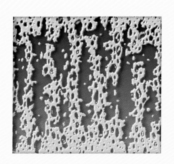

骨质疏松症骨骼

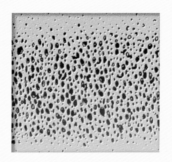

正常骨骼

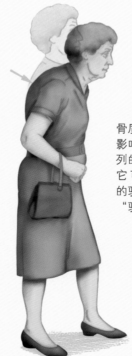

骨质疏松症的长期影响之一就是一系列的压缩性骨折,它可以造成患者的驼背及上背部的"驼峰"

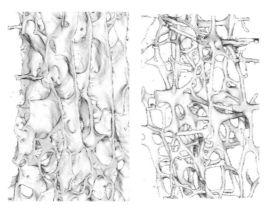

图2-9 骨骼逐渐变得脆弱：图为椎体骨小梁的三维图像，左图为健康骨骼，右图为在骨质疏松症影响下变得脆弱的骨骼

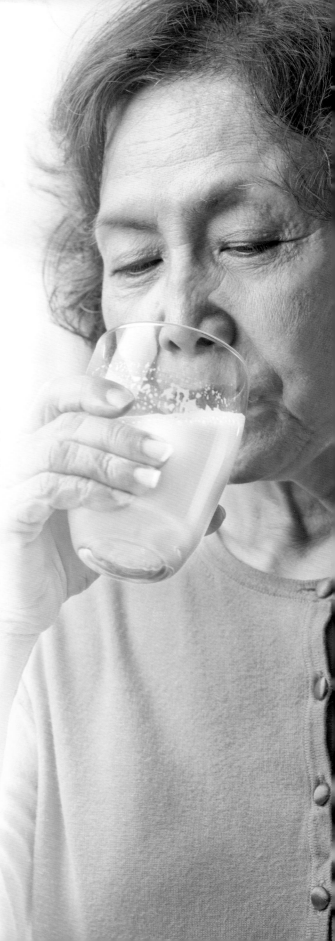

维生素D的生成亦会随着年龄增长而减少。我们日常获取到的维生素D大多来源于阳光，而似乎对许多成年人来讲，年纪越大，晒太阳的时间越少，再加上人体皮肤合成维生素D的效率随时间降低，因此这个结果倒是可以预见。

除此以外，如果摄入的乳制品不够，那么从日常饮食中获取的维生素D可能也是不足的。鉴于辅助钙吸收的维生素相对不足，那么摄入的钙可能并不能成功进入血液循环中。

雌激素的影响

在绝经后，女性骨质流失的速率开始飞速增长。从根本上来讲，这种加速源于雌激素水平的下降。在绝经后的5～7年，一位女性大概会丢失她20%的骨量。

男性体内除了睾酮，也会产生少量的

经历绝经

绝经一般发生在女性51岁左右，这也是女性卵巢合成的雌激素开始减少的时间点。这时，女性的月经周期开始变得不规则，之后完全停止。绝经过渡期可能少于1年或多于2年不等。这期间在女性身上发生的许多生理及情绪的变化与雌激素和其他生殖激素的水平下降息息相关。

雌激素在人体内有多种功能。它标志着体内生殖器官的成熟，也可以促进产生性冲动。另外，雌激素对于骨骼还有保护作用，主要表现为促进骨密度的增长与调节骨重塑过程。当人体卵巢产生的雌激素减少时，骨骼也就失去了它的保护作用，从而骨质流失的速率开始加快。这种骨质流失是不可逆的，所以这将极大程度地增加绝经后妇女骨质疏松症的患病风险。

雌激素。虽然男性在中年时期不会有过多的骨质流失，但是降低的雌激素水平也会对他们的骨密度造成影响。

到了70岁或75岁左右的时候，女性骨质流失的速率开始减慢，但并未完全停止。骨质流失随着年龄增长而继续着，只是相比之前来讲更慢一些。最后，女性大约会流失35%～50%的骨峰值，男性则约为20%～30%。

那么，女性比男性更容易患上骨质疏松症、更容易发生骨折也就不是一件奇怪的事情了。女性的骨峰值本身就低一些，再加上绝经后骨质流失过程得到了加速；男性一般来说都有更大的骨架和更高的骨量，所以整体来说衰老造成的骨质流失对于机体的影响相对较轻。

最大峰值骨密度

基因很大程度上决定了骨重塑过程，也有一部分骨质流失是年龄增长带来的可预见结果。那么在达到骨峰值时，钙及其他矿物盐在骨银行中的储量就显得格外关键了。高水平的骨峰值可以抵消或是缓冲之后会经历的骨质流失带来的影响，也可能降低发生骨折的风险。

可以采取以下的措施来调节自己的骨周期：

平衡膳食，保证摄入足够的热量、维生素及矿物质，尤其是钙和维生素D。

保持规律的运动，日常锻炼对于达到更高的骨量是有益的。

限制酒精摄入，不要抽烟。酒精可能会妨碍钙的吸收，而烟草则是众所周知的会削弱骨骼的东西。

对于月经初潮的青少年女性来说，避免过度的节食或是其他一些可能影响月经周期的行为。

不论何时开始改变生活形式并让自己过上"健骨"的生活都不算晚。就算已经过了处于骨峰值的年纪，好的饮食习惯以及运动习惯还是可以让骨骼保持强健。如果想了解更多膳食和锻炼方面的信息，请参考第八章及第九章的内容 。

第三章

骨折与跌倒

当骨骼不能承担受到的压力时就可能发生骨折。通常来说，骨折常常是跌倒、一记重击或其他形式的重创所致。许多人一生中都会经历一次甚至是多次骨折。

对于孩子来讲，骨折可能是非常痛苦的，但是导致骨折的事情本身，比如从树上摔下来摔断了胳膊，日后想来倒是一段美好的回忆。而且，骨折后还会戴上看起来很酷炫的护具，每个人都在上面签名或是画鬼脸，也许你心里想着，这可真是好呀。

但是对于老年人来讲，骨折可就是一件非常严重的事情了，它可能导致很严重的并发症，或是影响老年人生活质量，甚至导致死亡。

从这个角度来说，让老年人避免骨折和跌倒就成了医疗工作者们的主要工作任务。

骨折是最直观并且有时候是唯一的骨质疏松症的表现。每一年，由于骨质疏松症都在美国造成多于200万例的骨折；这中间差不多25%的骨折发生于脊椎，约20%发生于腕部，另有15%发生于髋部。

当骨密度下降时，骨骼也就变得比以前更脆弱，可以承受日常活动带来的压力的能力也就越差。比如很多时候，骨折是所谓的"日常活动"（比如提起杂货店的袋子或者拎起干洗店的篮子）而非外伤造成的。

骨折

正如第二章所述，骨重塑循环中的骨破坏（骨吸收）和骨形成的平衡状态会随

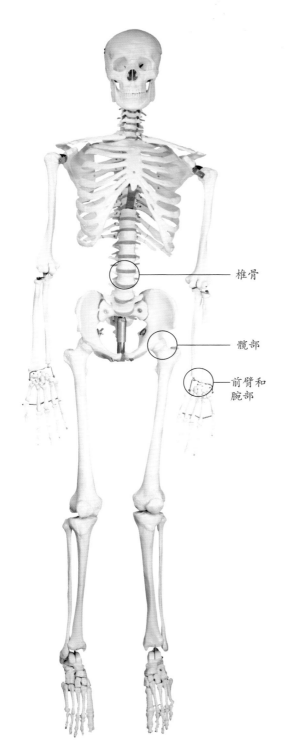

椎骨

髋部

前臂和
腕部

图3-1 常见骨折部位：骨质疏松症造成的骨折
最常见于图中标示的部位

着年龄增长改变。骨破坏发生的速率
快于骨形成的时候，骨密度下降和骨
结构内的孔隙变大也就成了一个可以
预见的结果。然后骨量就在上述过程
的推动下减少了，骨骼也变得更轻、
更脆弱。

　　骨折可以发生于体内的任何一块
骨头上，但是骨质疏松症引起的骨折
还是最常见于椎骨和髋部，也就是平
时直接承重的部位。不过腕部骨折也
算常见。这类骨折还可能发生在骨盆
或是股骨、肱骨之类的长骨上。

　　骨折并不一定发生在跌倒或受伤
后。组成脊柱的椎骨在日常的磨损和
牵拉过程中变得脆弱，因此可能会发
生压力性骨折。髋部和腕部骨折则一
般是跌倒的结果。髋部骨折的患者在
经过良好的康复过程后，大多数人都
能在手术后恢复到满意的水平。但是
考虑到自身的合并疾病或是特殊身体
情况，也有一些患者会在骨折后落下
残疾甚至是死亡。

脊柱骨折

　　脊椎支撑着整个身体以使身体保
持直立，此外，它也对椎管内的脊索
起着保护作用。

　　当椎骨骨密度在骨质疏松症的影
响下下降到一定水平时，与疾病相关

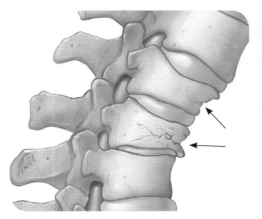

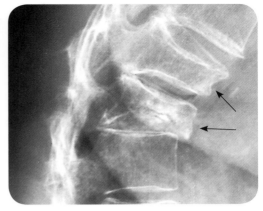

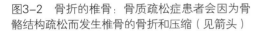

图3-2　骨折的椎骨：骨质疏松症患者会因为骨骼结构疏松而发生椎骨的骨折和压缩（见箭头）

图3-3　压缩的椎骨：图示为压缩的椎骨（见箭头），显示了脊柱如何形成异常的曲度

的压缩性骨折就会发生。理论上来说，这种骨折多见于脊柱下部（腰段）或中部（胸段）；发生时，椎骨的前部会塌落下去。

　　大多数的压缩性骨折是在日常活动进行过程中发生的，比如说弯腰、咳嗽、打喷嚏或是提起某种小东西。它们多数和跌倒无关，这也是椎骨骨折区别于髋部骨折的地方。如果椎骨骨密度较低，那么在进行上述如咳嗽、打喷嚏之类的日常活动时，可能就会发生骨折。

　　压缩性骨折通常难以察觉。只有差不多1/3的人会因为自己的骨折去就医。但有时候，椎体的骨折可以伴有疼痛，可以是自骨折起即出现的持续剧痛，也可以是之后突然出现的疼痛。另外，在骨折椎骨周围部位，可能还会有一定的压痛感。

　　多处压缩性骨折可能表现为身高变矮、脊柱后凸，患者看起来会有些佝偻或是无精打采的样子。我们常说的"脊柱后凸"就是脊柱过度弯曲的情况，当它发生的时候，后背就会看起来像顶了一个驼峰。

　　如果椎骨骨折是无痛性的，那么针对骨折本身的治疗可能没有那么必要。然而，去治疗藏在骨折背后的骨质疏松症对于防治骨折来说，有着至关重要的意义。

髋部骨折

　　髋部骨折是骨质疏松症最严重的后果。这种情况常出现于跌倒后，尤其是侧摔及向后摔倒。每年有多于25万美国人因为髋部骨折而入院治疗；与此同时，医生们

脊柱的灵活性

　　脊柱是由椎骨沿着一根中央管逐个堆叠、交联而成的。每一块椎骨都由竹篮状的椎体和组成椎弓根的细长突起组成，为中间走行的脊索提供保护。椎骨之间的软骨盘则在日常生活中起到了减震和缓冲外力的作用。也正是椎骨让身体形成了4个生理曲度，从而保证身体的灵活和平衡。

　　脊柱的椎骨是从上到下逐渐变得更大和更厚的。7块位于顶部的颈椎是小而精巧的，它们起到了支撑头部的作用；12块胸椎支持着胳膊与躯干；体积最大也是最强壮的5块腰椎则承担起了身体绝大部分的体重，维持稳定的重心；在腰椎的下方，另外还有5块融合的小椎骨形成的骶骨。

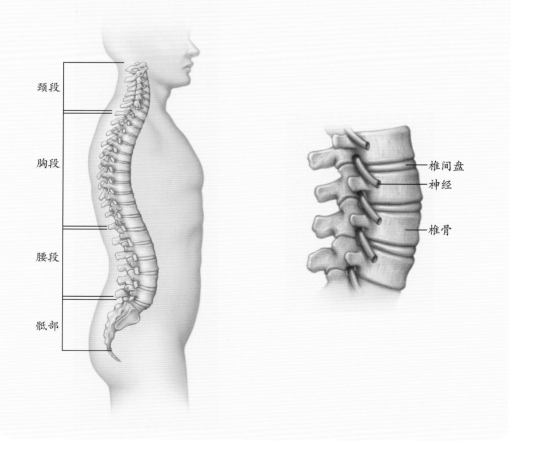

颈段

胸段

腰段

骶部

椎间盘
神经

椎骨

认为，随着美国人群年龄的增长，这个数字还将继续增长。

因为老年女性相较于男性来讲，骨质流失的速度更快，因此她们髋部骨折的发生概率是男性的差不多2~3倍。但是对于男性来说，考虑到合并的疾病和骨折后的并发症，他们发生髋部骨折后的死亡率较高。每5个髋部骨折的患者中大概就有1个人在骨折后1年内会死亡。

股骨是连接你的骨盆与膝盖之间的长骨；绝大多数患者的髋部骨折发生于股骨的以下1个或2个位点：

·**股骨颈**：位于股骨上部的薄弱结构。股骨的圆端与髋关节球窝状关节嵌合，股骨颈即位于圆端下方。

·**转子间区域**：这是位于股骨上部紧邻股骨颈下方的结构。

通常来说，医生可以根据病人的症状和体征或是查体观察髋部和腿是否有异常位置关系来判断是否发生了骨折。X光片既可以确诊骨头已折断，也可以给骨折点进行精确定位。

虽然髋部骨折是可以治疗的，但是这种骨折的并发症（比如血栓形成或肺炎）可能会危及生命，尤其是对于有其他严重合并疾病（如心脏病、糖尿病）的老年人

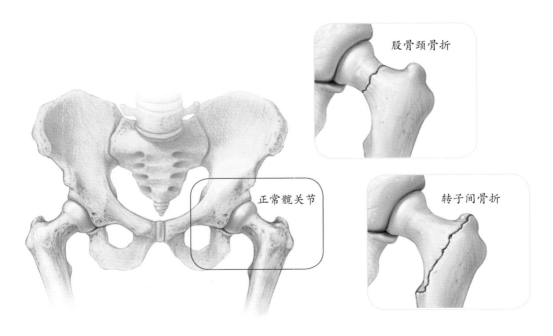

图3-4　髋部骨折：大多数髋部骨折发生于以下1个或2个部位，即股骨颈或转子间区域

来讲，更是如此。

如果发生了骨折并且长期制动，那么将有形成血栓的风险。小血块可能堵住肺部的某根血管，导致肺部组织的供血被阻断，形成"阻塞"，也就是我们说的"栓塞"。这种情况如果不能得到及时恰当的处理，可能是致命的。其他髋部骨折后与制动相关的风险还包括褥疮和泌尿系感染。

很多老年人，包括80岁以上的高龄老人，即使是花上1年的时间，也不能彻底康复。

在康复的过程中，很多人需要外界的帮助才能出门到家附近走走，又或是完成一些基本的日常活动，比如说洗澡、穿衣服或者是做饭。相当一部分的髋部骨折的患者会考虑在康复阶段长期住在疗养机构去寻求家庭难以提供的帮助或是护理。一般来说，骨折之前的身体状况或活动情况越好，越有可能从骨折中痊愈。

腕部骨折

当一个人意识到自己要摔倒的时候，就会下意识地伸手试图抵消跌倒带来的冲击。如果跌倒本身的作用力超过了自身腕部骨骼的力量，就会导致腕部骨折。

组成前臂的主要骨骼是尺骨与桡骨。骨质疏松症患者中最常见的腕部骨折通常发生于桡骨末端，即腕关节正下方；这种骨折被称为克雷氏（Colles'）骨折。有时候，一次跌倒可能造成尺骨和桡骨的同时骨折。

克雷氏骨折的一般症状和体征包括腕部的肿胀、触痛或是疼痛。腕部骨折后，患者可能连拾起或拿住一个非常轻的东西都会觉得很困难。有时候，腕部会产生畸形，朝向手掌形成一个角度。拍一个X光片可以帮助医生去判断确切的骨折部位以及受伤的程度。

很多人能顺利在发生克雷氏骨折之后痊愈，但是老年人会有一定发生并发症的风险，并且即使恢复了，腕关节也不能完全达到骨折前的活动度。

腕部骨折的并发症包括韧带/关节损伤或是关节炎带来的慢性疼痛。此外，尺骨与桡骨之间分布着正中神经，如果这根神经在骨折的时候被损伤，变得肿胀，那么就可能出现另一个长期并发症——腕管综合征。

儿童骨折

骨折通常是活泼童年的常见组成部分：差不多每3个孩子中就有1个经历过骨折。但是妙佑医疗国际最近的一项研究显示，根据特定类型的骨折有可能预测一个孩子的长期骨骼健康情况。

研究人员发现，那些在轻伤后出现前臂骨折的孩子相比中度或重伤后骨折的孩子，展现出的骨骼强度往往更低。

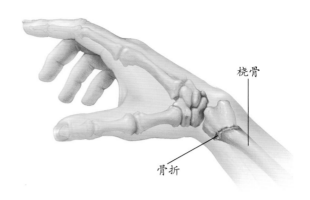

图3-5　常见腕部骨折：克雷氏（Colles'）骨折发生在桡骨末端，即腕关节正下方。如果你发生了腕部骨折，可能会感觉到腕部锐痛，并且这种锐痛会在患者试图旋转手腕做圆周运动的时候加重

研究人员认为，轻伤后出现骨折这件事情本身就提示患儿骨骼可能存在缺陷；这种缺陷可能会增加这些孩子们在日后生活中患上骨质疏松症的风险。年轻时为了达到理想骨骼强度采取的一些干预措施（比如健康饮食、大量的负重练习）可能对于降低患病风险是有利的。

跌倒

跌倒是造成老年人骨折的常见原因之一。滑倒和跌倒的发生可以出现在任何情况下，比如说松软的地毯、光滑的地面、突然的转向，也可以是疾病或者药物造成的瞬间头晕目眩。随着年龄的增长，一个人对于突发状况的及时应对能力下降，跌倒也就变得越来越常见。

平衡能力下降、肌肉量减少、视力下降之类的衰老相关改变可能会延长人的反应时间。此外，老年人的骨强度有所下降，起到缓冲的脂肪也有所减少。这种情况尤其常见于骨盆周围，进而能促成跌倒的发生。

差不多有1/3的65岁以上老人会每年至少跌倒一次。从摔伤后的结果来看，大约1/3为骨折。以下详细讲解了一些引起跌倒的主要风险因素，包括一些自身可以干预控制的因素。

骨折的力学原理

一些针对骨质疏松症的研究已经将工程原理用于骨折风险的计算中，即把在完成特定活动或动作时外界施加给髋部或是脊柱的力量拿来与这些骨骼能够承受的最大压力比较——这就很像是在计算桥梁的吨位。研究者们因此可以甄别出某些具有较高骨折风险的活动或是行为。

髋部骨折最重要的危险因素之一就是发生于走路或是站立时的侧摔。这种冲击通常超过了一名老年人髋部所能承受的摔倒的范畴，因而容易导致骨折。还有一些其他的因素也会影响骨折的风险，比如说通过腿部肌肉力量或伸出手来阻止摔倒以吸收掉摔倒带来的冲击，进而减少摔倒本身对髋部的影响。摔倒撞击部位的皮肤和脂肪或者是厚衣服也能减少摔倒带来的损伤。

研究者们针对脊柱压缩性骨折的发生风险也进行了评估。如果一个人的骨密度较低，那么在弯腰30度并且提起一个约7.7千克的重物（和提起一个小孩子差不多）的时候，发生压缩性骨折的风险将变为以前的2倍甚至更多。

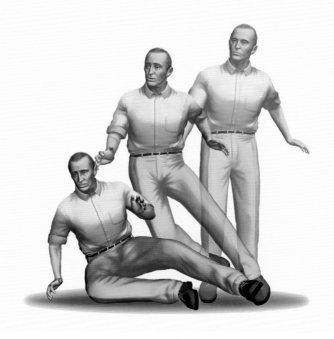

平衡问题

当一个人年纪渐长，身体的平衡感可能会下降，反应时间可能会延长——这都增大了跌倒的可能性。

一般情况下，平衡由传入大脑的信号所控制；这种信号的传导依靠体内的3个感觉系统：

·**内耳**：头部一个最轻微的运动都能激活内耳的感觉。这些感受器向大脑传递电信号，进而通过信号来不断调整头部与地面的相对位置。

·**眼睛**：视觉信号帮助一个人实现身体在环境中的定位。

·**感觉神经**：皮肤、肌肉、关节内的神经向大脑传递身体运动的相关信号。

好的平衡建立在至少两个上述系统的正常工作下。比如说，当一个人在洗头发的时候闭上眼，他并不会因此失去平衡，他的内耳以及感觉神经传导的信号在帮助他保持直立的状态。

如果一个人的中枢神经系统处理这些信号的速度减慢了，那么当互相矛盾的信号传来或是感觉系统出现异常的时候，身体可能难以保持平衡。这就可能使身体在行走在路上时难以避开障碍物或是应对地面的突然变化，于是摔倒在地。一些老年人在站立的时候会出现摇摆，且这种摇摆会随着站立而加重，这也是增加他们跌倒风险的原因之一。

视力问题

正如韧带或是肌腱，眼睛中折光的组织（晶状体）的弹性也随着年纪增长而下降。这种弹性减低会使人难以让图像汇聚到视网膜上的某一处或是清楚地去看近处的物体。视力的问题或是深感觉的改变可能会让人更容易绊倒。

许多衰老相关的视力问题可以通过佩戴适宜的眼镜来矫正，甚至有些老年人也可能会觉得有必要使用双焦距或是三焦距的眼镜。然而，佩戴多焦距眼镜时，在不同的焦距间调节视物可能会短暂地失去方向感，影响你的身体平衡。针对这种情况，径直向前对焦或是低下头可以避免上述问题发生。

眼睛的疾患（比如白内障、青光眼、黄斑变性）也会影响一个人的感觉或是造成视物困难。

骨质量低下

　　骨骼质量和骨折风险之间有着直接的关联：骨质量越高，骨折风险就相对越低；反之，骨质量越低，越有可能发生骨折。

　　那么，骨质量是由什么决定的呢？一般来讲，骨质量由骨转换的速率以及骨骼的微结构共同确定。某种程度上，这些特征可以通过测定骨标记物来衡量。

　　通常，旧骨被吸收以及新骨形成的速率越快，骨骼就越脆弱。那些矿物盐含量不够充足、疏松多孔的骨骼，相比起矿物盐含量多、结构堆叠紧密的骨骼来讲，更加容易被折断。骨标记物测定的内容将在第五章阐述。

肌肉无力

　　随着年龄增长，人体肌肉含量开始减少，进而变得无力。在这段时间，体内的韧带和肌腱（人体的结缔组织）弹性也开始下降，从而造成肌肉和关节的僵硬。此外，缺乏锻炼也会使肌肉量和力量下降。

　　当上述衰老带来的涉及维持平衡的改变同时发生时，肌肉的无力就会让一次绊脚成为一次跌倒。事情是这样的，在大脑接收到"你已失去平衡"的信号时，它会立刻调动人体的肌肉去尝试挽救这个现状；倘若人体的反应变慢了，肌肉也变得无力了，那身体可能就不能维持直立的姿势。

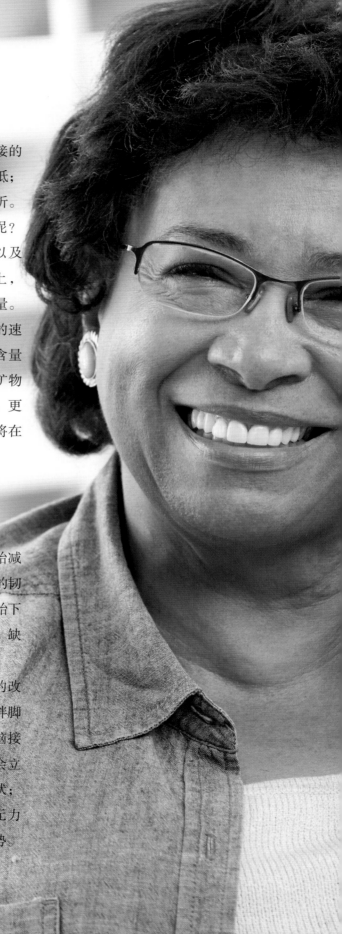

慢性疾病状态

慢性疾病状态是一个会增加人体跌倒风险的因素，也是一种随年龄增长而愈发常见的情况。那些影响神经系统的疾病（比如中风、帕金森病、多发性硬化）可能会对身体的平衡和共济能力造成影响。而涉及脚、腿的疾病（比如关节炎、周围神经损伤）则会影响一个人的正常行走。

其他一些可能让人不能自如出门溜达的慢性疾病状态（如肺气肿、充血性心衰或是严重超重），会让人缺乏身体活动，从而引起平衡能力和肌肉力量的下降。

对人来说，如果精神警觉下降（比如有痴呆或是抑郁），也会增加摔倒的风险。此外，如果有流感、低血压或是脱水，人会感觉眩晕，也可能摔倒。

药物反应

一些药物会影响人的平衡感，又或者是造成眩晕。这些药物包括特定的高血压药物、镇静/镇定药物、抗抑郁药、感冒药、抗过敏药（抗组胺药物）、镇痛药以及安眠药物。其他的药物副作用还包括肌肉无力、颤抖、视物模糊，这都可以成为摔倒的原因。

上述药物中，有些药物（尤其是控血压药物、镇静剂还有抗抑郁药物）可以在一个人快速起身的时候引起血压的骤降，然后人就会觉得头晕甚至直接晕倒。针对这种情况，缓慢起身就可以避免血压的突然变化。

所以每个人每次用药之前一定要了解药物的副作用，同时了解一下如何能减少这些副作用带来的影响。医生也可以根据病人的需求开出替代处方。

环境危险因素

与你自身健康无关的一些因素也可以引起跌倒。虽然有些人可能会认为自己家里有着绝对的安全性，但是事实上因摔倒导致的骨折，都发生在家里。

在房屋内导致摔倒的潜在的危险因素很多，比如松软的毯子、杂乱的地面、昏暗的灯光、裸露的电线或是电话线、没有扶手的楼梯等。另外，穿着滑脚的袜子走来走去，或是站在并非结实的脚凳上伸手取用东西，也可能导致摔倒。

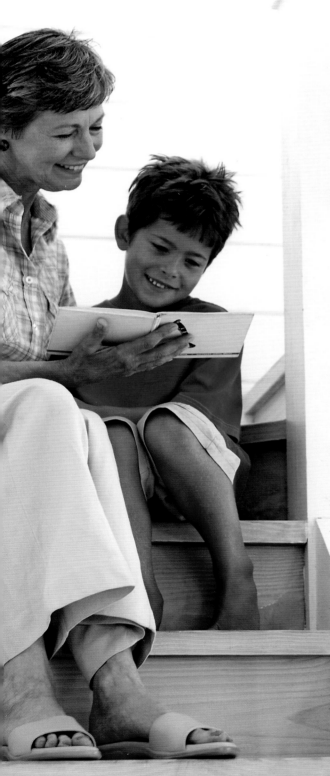

以上危险中的任何一条都可以让人摔倒，并且摔倒后很容易撞上家具，这也就增加了骨折的风险。如果想了解更多关于"如何让你的家更安全"的信息，请参考第十五章的内容，该章节还为读者提供了一些防止跌倒的小建议。

避免未来的骨折

大多数医生把日常活动（创伤性一般不足以引起骨折的活动）造成的骨折认为是骨质疏松症的有力证据。这种骨折被称为"低创伤性骨折"。

在骨质疏松症病情进展到一定的程度之前，患者们过度俯身造成的脊柱压缩性骨折经常会被他们忽视。

如果一个人曾经发生过低创伤性骨折，那么他未来再次发生骨折的风险就相对增加了。现有数据显示，只要既往有过骨折史，那么再次发生骨折的概率就会升高。另有研究结果表明，之前的骨折能够将未来再次发生骨折的风险提高86%。

根据美国临床内分泌医师学会（AAE）发布的临床指南，与骨质疏松症相关骨折最为相关的两个危险因素是低骨密度以及既往发生的低创伤性骨折。

如果一个人曾经发生过骨折，那么他是不是能够做点什么来降低未来再次发生骨折的风险呢？答案是肯定的。首先，需要去看医生，如果以前没有做过骨密度相关的检查，可以考虑做一次检查来进行评估。

根据世界卫生组织（WHO）的推荐，对任何一名在绝经后出现过腕部骨折的女性来说，都有充分的理由去为骨质疏松症的诊断做一下骨密度的评估。美国国家骨质疏松基金会（NOF）认为，所有的绝经后期女性都应该在骨折后去做骨密度检查以评估骨密度水平。有些医生会首先选择便宜一些的筛查测试，如果结果异常，还需要额外的检查来确证，再为他们的患者安排一个更加全面的骨密度检查。

还有些其他的检查也是需要做的。除了评估自身的激素水平外，医生还会推荐一些别的项目，比如查验血中的钙和磷的水平、甲状腺功能、肝脏功能。另外，尿液检测有时候也是必要的。

如果骨密度较低，就要知道导致这个现状的原因——比如说是骨质疏松症，又或者是其他引起矿物盐从骨骼中流失的身体状态。一旦明确了病因，就可以对此采取相关的措施来提高骨密度，帮助强健肌肉及骨骼。在正确的治疗过后，再次发生骨折的风险最终可以降到正常。

不论检查结果如何，请一定记住，进行骨密度检查的重要性还体现在它能为预测骨骼健康的未来变化提供基准数据。

预防骨折

骨折可是一件严重的事情，尤其是对于老年人群体来说。哪怕是一次骨折，它也能增加患者未来再次发生骨折的风险；在多次的骨折后，一个人的健康状态可能就急转直下了。

如果一个人患有骨质疏松症但是有幸还没有骨折过，他的疾病状态可能不会给他带来特别严重的健康问题。这也就是为什么我们说避免骨折是一件非常重要的事情。患者可以通过治疗原发病、采取措施来避免跌倒、参加安全的练习或是活动来实现上面提到的目标。

如果一个人已经有过骨折，很多上述措施也能起到防止未来骨折的作用。

下一章的内容将为大家提供更多的保护骨骼的相关知识。记住，比起医治骨折，预防骨折会是一个更加简单和经济的抉择。

第四章

能降低自己的患病风险吗

骨质疏松症的复杂性体现在没人能对自己未来的患病与否给出肯定的预测。而医生们深知那些更易让人患病的因素，所以对我们来说，能够知晓骨质疏松症的危险因素并且理解降低患病风险的措施是非常重要的。

如果一个人已患上了骨质疏松症，那么骨质流失就已经在削弱他的骨骼。但倘若一个人从来没有过骨折经历，那他或许可以避免遭遇骨质疏松症最严重的结局。对于骨质疏松症患者来说，除非他不幸骨折，否则疼痛并不是正常情况下该有的主诉。甚者，只要一个人不骨折，那么即使是骨密度极低的患者也能参与到自己喜欢的活动中，过上独立并且活力满满的生活。

一般来讲，一个人患上骨质疏松症以及骨折的风险和他的骨骼健康状况是息息相关的，换句话来说，也就是与骨的形态、强度、骨组织的状况相关。而骨健康状况又由幼年及青春期的骨骼发育情况以及达到骨峰值时的骨量（通常在30岁前后达到）决定。除此之外，随着年龄增长，骨量丢失的速度也部分决定了骨的健康状况。

许多个人自身的特质会给他的骨骼健康打上个性化的印记，具体来说，这些特质包括家族史、基因、激素水平、饮食习惯、运动量、生活习惯以及整体健康水平。

那些能够降低骨峰值或者加速骨质流失的影响因素会增加一个人对于骨质疏松症的易感性，这种影响因素也就是我们俗称的"危险因素"。但另一方面，通过采取有效的预防措施，明确认识到"应该"及"不应该"做的事情，并且尽可能地去维持骨量，就可以降低自己患上骨质疏松和遭遇骨折的风险。

了解患病风险

如果让一个人描述一个最有可能患上骨质疏松的人的形象，他可能会说，这是一个高瘦的绝经期白人女性，在生活中吸烟、酗酒、饮食不规律、缺乏运动，还可能正在服用着皮质醇之类的药物。此外，这个人的母亲可能在俯身时经历过多次脊椎的压缩性骨折。

就算一个人有上述特征中的一项或几项，他并不一定会患上骨质疏松症；就算他患上了骨质疏松症，他也不一定会骨折。反之，那些没有已知危险因素的人也可能患上骨质疏松症并且有髋部的骨折。

当一个人知道他已经有了某些疾病相关的危险因素时，应当及时就医，在与医生沟通后制定一个既实用又具有可操作性的预防策略。对骨质疏松高发的女性人群来说，我们推荐她在绝经前采取一定的措施预防疾病。即便她没能如此，她也可以在绝经后积极减缓骨质流失。

不可改变的危险因素

有些危险因素是与生俱来的，它们来源于遗传，成为一个人生活中的固有部

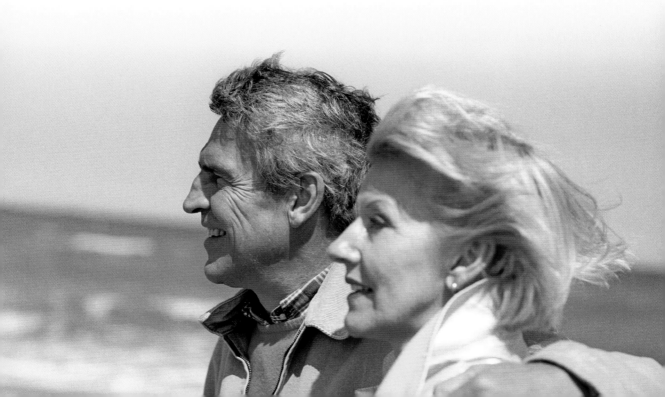

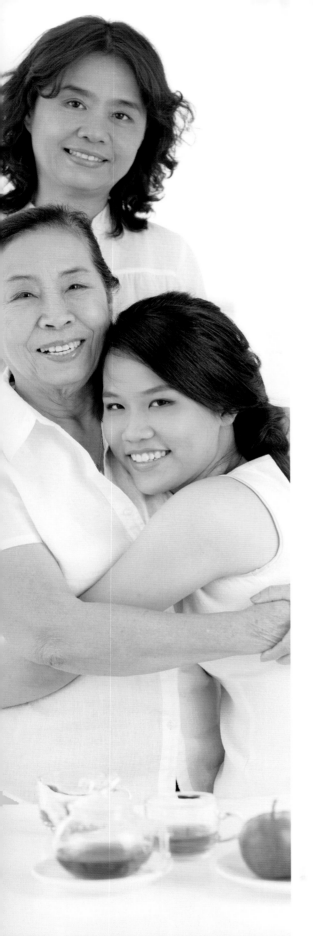

分，不可改变。但我们可以采取有效的措施来延缓疾病的进展，也可以通过监测骨健康来发现早期的骨质流失信号。以下是骨质疏松症的一些常见不可控危险因素。

性别

80%的美国骨质疏松症患者为女性。一方面，由于女性的骨架一般来说较小，所以女性骨峰值相比男性来说会较低一些。而另一方面，女性的寿命也相对更长。于是事实就是，女性能流失的骨量少，骨质流失的过程还长。而且，当绝经期来临，女性体内的雌激素水平下降，进一步加速了骨质流失的速率。

年轻男性的椎骨骨量相对于年龄相仿的女性来说，一般要多出25%左右。所以男性髋骨的骨量通常高于女性髋骨这件事，也就不足为奇了。

如果说是因为骨质疏松症而导致骨折，那么女性比起男性群体风险大概要高出3倍，而且通常来说，骨折出现的时间都相对较早。举个例子来说，一名50岁的老年女性终生有16%的风险发生脊柱骨折，而50岁男性仅有5%。但是随着年龄的增长，男女骨折风险开始逐渐平衡。

年龄

不论是男性还是女性，你年纪越大，

就越有可能患上骨质疏松症并因此而导致骨折。有50%的女性会在她们80岁的时候出现骨质疏松症。

遗传

家族史是低骨量的重要因素，但是它对是否会因为骨质疏松症而发生骨折的影响并不确定。现有研究显示，遗传因素对于不同人的骨骼体积、骨量、骨密度有着多方面的影响。

如果一个人的母亲、姐妹、祖母或是姨妈患有骨质疏松症，那么他也可能患骨质疏松症。另有研究显示，如果母亲曾有髋部骨折史，则女儿发生髋部骨折的概率会是其他女性的2倍。

有些基因影响着患骨质疏松症的概率。达到骨峰值时的骨密度以及骨质流失的速率都是由于这些基因在起作用。另外，还有一些决定了绝经年龄、调节激素水平及生长因子的基因，而这些被调控的因素进而对骨形成与骨吸收产生影响。也有一些基因调控着机体对于钙及维生素D的利用率或是机体合成胶原蛋白（一种重要的成骨原料）的能力。

但是基因也不完全能确定骨密度水平。仅仅因为母亲患有骨质疏松症就去断定女儿未来的患病情况是不准确的——可以通过采取相关的措施来降低患病风险，那样，女儿可能就可以避免和母亲类似的命运。

人种

如果是白人或是亚洲人的后代，那么将有极大的可能患上骨质疏松症。髋部骨折的患者中，绝经后白人女性占了大多数。而黑人是患骨质疏松症风险最低的人群，西班牙裔及美洲印第安人则介于中间。

不同的患病风险取决于不同人种间骨密度及骨量的差别。同时，有些亚洲女性从她们的日常饮食中摄入的钙也偏少。

体格

体格本身也影响着患病风险的高低。骨架娇小纤薄的女性通常会比骨架大而厚实的女性有更高的骨质疏松症患病风险。这是因为骨架小并且骨头薄的女性一般起始的骨量较少，所以对她们来说，易发生骨折的年龄就有所前移。

激素

对女性来说，一生中受到雌激素的影响面越大，那么患上骨质疏松症的风险就越小。

这意味着初潮偏晚（晚于16岁）的女性相对于初潮较早的女性来说，受到雌激素促进骨骼的作用时间越短；类似的，绝经越早（快50岁即自然绝经或是因为手术原因在45岁之前绝经）的女性相对于绝经较晚的女性，她们受惠于雌激素促骨作用的时间就越短。除此之外，对任何一位在年轻时切除了卵巢的女性来说，她们患上骨质疏松症的概率也大大增高。

对男性来讲，青春期延迟（晚于16岁）会缩短他们受到促骨激素睾酮的作用时间，于是他们的骨峰值也就相应下降；待成年后低睾酮水平则会加速骨质流失速率。另外，现在已经证实，低雌激素水平（是的，男性体内也有雌激素的合成）也是老年男性骨质流失的一个重要影响因素。

在接受特定的癌症治疗时，不论男性还是女性都会有睾酮或是雌激素水平的下降。

可以干预的危险因素

个人情况或是某些特定决策都可能影响骨质疏松症的患病风险。此外，很多继发性骨质疏松症是可以治疗的，或者说，骨质疏松症可以仅发生于某一段时间。多数时候，总会有一些措施来降低患病风险。

生育

妊娠过程中，女性雌激素水平升高，体重也增加，这两者都有利于骨量的增长，因此，妊娠期女性的骨骼会变得更加强健。在评估骨质疏松症风险时，医生可能会向病人询问是否怀孕、是否有孩子或是怀过几次孕。

女性在孕期中与腹中孩子共享身体的钙供应，因此可能会在这段时间内出现钙水平的不足；哺乳期也可能引起钙质的流失。肠道和肾脏为了代偿额外的钙需求，开始吸收和保留更多的钙从而保证孕期有足量的钙摄入。

药物

一些已知的特定药物会加速骨质流失，增加骨质疏松症的患病风险。这些药物可能造成继发性骨质疏松症，或者使衰老引起的或绝经后的骨质疏松症病情恶化。如果正在服用这些药物，请去咨询医生，看看能做些什么来逆转这些药物对于骨骼的不良影响。

糖皮质激素

长期的类固醇（泼尼松、可的松、泼尼松龙或是地塞米松）使用对于骨骼有着极为严重的危害。这类药物又被称作糖皮质激素，主要用于治疗哮喘、类风湿性关节炎，以及其他炎症。它们通过延缓骨形成及降低血中雌激素和睾酮的水平来减少骨量。

任何剂量的口服或是静脉用的糖皮质激素都会增加骨折的风险。但是这些药物仍然因为良好的药效而被广泛应用。如果医生让病人服用上述一种或多种药物，他们一定有充分的理由这么做，不要擅自停药，也不要在咨询医生之前擅自改变药物的剂量。如果病人已经服用了好几周糖皮质激素，医生可能会开始关注病人的骨密度，并且给病人推荐一些防止骨质流失的药物。

吸入性糖皮质激素可能会造成腰椎的少量骨质流失。而用于鼻腔喷雾形式的糖皮质激素尚无相关造成骨质流失的证据。

抗惊厥药物

用于控制癫痫的药物包括苯巴比妥、苯妥英钠（大仑丁、地仑丁）、卡马西平（Carbatrol、得理多）、丙戊酸钠（敌百痉、德巴金）。如果长期服用这些药物，将会造成维生素D缺乏，医生可能会推荐患者服用维生素D及补钙剂。

甲状腺药物

过量服用如左旋甲状腺素（Levothroid，Levoxyl，Synthroid）之类的药物可以造成甲状腺功能亢进，进而加速骨质流失。由于人体对甲状腺素的需求量在不同时期会有所不同，所以每年常规做促甲状腺素（TSH）的血化验是很有必要的——这项检验可以判断患者的用药剂量是否合适，如果有必要的话，还可以对药物剂量进行及时的调整。

利尿剂

利尿剂是一种防止液体在体内潴留的药物。但是这种药物的使用可能会让肾脏排出过多的钙。如果钙和其他矿物盐的摄入量不足，那就会导致患者骨质流失。

可能造成上述后果的利尿剂包括布美他尼（Bumex）、呋塞米（速尿）、依他尼酸（Edecrin）、托拉塞米（Demadex）。另一种我们称之为"噻嗪类"的利尿剂则是帮助人体保留钙盐。所以在服用利尿剂之前，应该去向医生咨询一下是否有相关的使用风险。患者可以用一种不会造成钙流失的利尿剂来代替现有药物治疗。

其他药物

其他会增加骨质疏松症患病风险的药物有如下一些：

·**血液稀释剂：**血液稀释剂是一种预防动静脉血栓形成的药物。现在常用的抗血栓药——低分子肝素——并不会造成骨质流失，但是传统的肝素则会在长期使用后影响骨质流失。一些新型的血液稀释剂（如达比加群/Pradaxa）暂时没有相关会造成骨质流失的证据。

·**促性腺激素释放激素激动剂：**这是一类用于抑制人体血液循环中雌激素和睾酮水平的药物。这一类药物包括醋酸亮丙瑞林（Lupron，Viadur）、那法瑞林（Synarel）。它们对于像是子宫内膜异位症、严重的经前期综合征（PMS）和前列腺癌有着较好的疗效。雌激素和睾酮水平的下降会造成快速的骨质流失；但是激素的水平往往能在停药后恢复正常。

· **芳香酶抑制剂**：这是一类用于治疗乳腺癌的新药，包括依西美坦（Aromasin）、来曲唑（Femara）和阿那曲唑（Arimidex）。它们能加速骨质流失，增加骨折风险。

疾病状态

特定的疾病可能会通过降低骨形成速率或是加速骨质流失来增加骨质疏松症的患病风险。其中的一些疾病甚至会造成继发性骨质疏松症。

内分泌疾病

人体的内分泌系统通过分泌激素调节着体内多种活动和功能。与骨生长和维持相关的内分泌腺体如果出现了问题，人体的骨重塑周期可能会被阻断。

· **性腺机能减退**：这种疾病状态是由雌激素或是睾酮水平低下造成的。很多因素会影响激素合成，比如说特定的药物、卵巢或睾丸的某些疾病、自然衰老、影响月经周期的饮食失调症。

· **甲状旁腺功能亢进**：这是过于活跃的腺体合成释放了过多甲状旁腺素（PTH）入血的结果。过量PTH会导致从骨骼中流失过多的钙盐，进而增加骨折风险。

· **库欣综合征**：当肾上腺皮质合成过多的皮质醇即发生库欣综合征。这种类固醇激素能减慢骨形成速率并且增加骨吸收。

· **糖尿病**：1型糖尿病是一种只能用胰岛素治疗的疾病，它与骨质流失息息相关，并且当原发病控制不佳时，更有可能出现严重的骨质流失。而以更常见的2型糖尿病来说，患者发生骨折的风险也相对较高。

胃肠道疾病

一些胃肠道疾病可以影响骨重塑过程并且造成骨质流失，这是因为它们会干扰胃肠道从食物中吸收钙的过程，也能降低体内的维生素D水平。

· **肠道疾病**：影响钙和维生素D吸收的小肠相关疾病可以造成骨量的降低，比如说克罗恩病或是乳糜泻。在治疗这些疾病时可能会用到糖皮质激素，这样一来也就会进一步抑制钙的吸收，影响维生素D的水平。

· **肝脏疾病**：有一些罕见的肝脏疾病因为能够引起骨质疏松症而为人们所熟知。当肝内毛细胆管出现炎症或是瘢痕时，就可能出现原发性胆汁性肝硬化。这种疾病在35～60岁的女性人群中较为常见。

· **乳糖不耐受**：当患有这种疾病时，如果患者在日常饮食中摄入含有乳糖的制品，可能会出现排气、胃痉挛或是腹泻。所以如果一个人有乳糖不耐受或是因为其他一些原因而不食用任何乳制品，日常服用钙补剂或是多吃其他非乳制高钙食品就显得非常重要了。

类风湿性关节炎

类风湿性关节炎是一种炎症状态，可以引起关节处严重的疼痛或是肿胀。这种疾病开始于机体免疫系统对刺激的异常免疫应答，因此被归类为一种自身免疫病。类风湿性关节炎主要累及部位是关节滑膜，进一步逐渐发展为对软骨、骨骼、肌腱和韧带的破坏。人们被确诊后会因为这种疾病而被限制身体活动，于是也就增加了骨质流失的风险。类风湿性关节炎的治疗可能会涉及糖皮质激素或是其他一些会破坏骨骼的药物。

闭经

育龄期女性出现月经周期不规律或是不来月经的情况时往往提示着体内的低雌激素水平。当有饮食失调症、营养吸收不良、过量运动、患卵巢或是垂体疾病时，女性就有可能出现闭经。曾经出现过月经周期异常的女性，可能有更高的骨质疏松症患病风险。

外科手术

器官移植可能与骨质流失相关，因为病人需要在术后常规使用免疫抑制剂，而这些药物又和骨形成过程相关。这些药物中如糖皮质激素，我们在前面内容中也提过了它对骨骼的破坏作用。

胃切除术（切除部分胃）会削弱患者对食物中钙和维生素D的吸收能力，进而发生骨质流失。胃肠吻合术和特定的减肥手术也可能让人患上骨质疏松症，这些术式让更易吸收矿物盐和维生素的肠段被跨过，所以机体对于铁、钙以及其他营养物质的吸收效率就相对降低，进而增加了患骨质疏松症的风险。

长时间卧床休息

如果一个人正处于长时间卧床休息期或是因为中风、骨折、手术或瘫痪而卧床休息，请咨询一下医生，看看能做些什么来防止异常的骨质流失。

可以改变的危险因素

有些让人患病风险增加的危险因素是可以控制的。这就意味着，可以通过自身的努力把危险因素对骨骼的影响消除或是降到最低。骨质疏松的预防比起治疗来说要容易得多，所以每个人去了解和认识可以控制的危险因素是一件很重要的事情——这样可以把健康的主动权把握在自己手里。

体重和日常饮食

饮食失调或是超重会影响人的骨骼健康和骨质疏松症的患病风险。应该把自己的体重目标定在不太高也不太低的水平，以维持一个健康的体重。

·**超重：**曾经一度有人认为超重可以预防骨质流失，但是目前研究者们对于这种说法都不再持肯定态度。最近的研究发现，有些肥胖的人的骨髓中也有隐藏的脂肪组织，这些脂肪组织占据了某些被认为是与新骨形成相关的细胞的空间。因此研究者们相信，新形成的骨组织减少，现有的骨骼被削弱，进而变得更容易骨折。对于超重和骨质疏松之间的关系，可能还需要更多的研究来帮助我们形成全面的认识。

·**饮食失调症：**在如今这个普遍超重的社会，人们可能会通过节食来维持苗条的身材。但是如果一个人让身体挨饿，他的骨头也会因此挨饿。严重的饮食失调症（比如神经性厌食症、贪食症）可以通过剥削身体中储存的那些对骨建造及维持来讲很重要的营养物质来破坏人体的骨骼。

神经性厌食是一种因为过度害怕增重而出现的饮食失调症。它一般发生于年轻女性人群中，能够降低这群处于骨骼生长发育关键期的人体内的雌激素水平。一个患有神经性厌食症的人可能会在一个相对较小的年龄就出现骨质流失，并且流失速度相较于正常的骨质流失速度更快。

除了饮食失调症，过度的节食也会影响骨骼健康。一个人在青壮年时期达到的峰值骨量多少与他的体重有着一定关系，而较瘦的女性通常雌激素（促骨的激素）合成较少，较胖的女性体内雌激素则合成较多。通过节食减去了较多体重的女性也会因此出现骨量减少。另外，减肥手术也可以导致骨密度下降。

对于骨骼和整体健康来讲，将体重维持在同年龄和大多数人群的正常范围内即可。如果实在要节食，那也请以一种健康的方式进行，尽量采取措施来维持身体的骨密度。

身体活动

从某种意义上来讲，不使用骨骼就是在丢失骨骼。日常活动和锻炼是防治骨质疏松症和骨折的关键。活动量较大的孩子们比起那些运动不足的孩子们来讲，通常有较高水平的骨密度，也能达到更高的骨峰值。

当年纪大了，缺乏身体活动也会让人的骨质流失速度加快。研究显示，整天坐在桌前办公还不运动的成年人和那些有身体活动的成年人相比，更容易丢失骨质或是发生骨折。

诸如走路的负重练习或是阻力训练可以增加或者说至少能够帮助身体维持现有的骨密度。

吸烟

如果一个人本身有抽烟的嗜好，那么他可能已经有了许多条戒烟的理由；但现在又将有另一个理由了——吸烟有害骨骼健康。吸烟会干扰雌激素和睾酮的合成过程，也会扰乱钙的吸收和骨重塑周期中的骨形成过程。这可能也就是吸烟的人更容易患上骨质疏松症和发生骨折的原因。

绝经本身会加速骨质流失，而在吸烟的女性人群中，绝经的时间会比非吸烟者平均来说早上两年。同时，绝经后的吸烟者相比非吸烟者，会以更快的速度流失骨质。另一方面，对于吸烟的人来说，他们有着喝更多的酒或是运动不足又或者是饮食不如非吸烟者健康的倾向。这些行为都将增加患上骨质疏松症的风险。但是万幸的是，即便已经步入老年，只要现在戒烟，也能延缓自己的骨质流失。

饮酒

长期摄入过多的酒精会增加患上骨质疏松症和发生骨折的风险。从影响来看，酒精的打击是双重的：一方面，它对于骨形成环节的成骨细胞具有毒性；另一方面，它对于骨破坏环节的破骨细胞有激活的作用，进而造成骨质流失的增加。从人本身来讲，那些隔一段时间就会大量饮酒的人雌激素或是睾酮的水平都很低。具体来讲，女性每天饮酒超过29毫升，男性每天饮酒超过59毫升，就会造成上述激素水平的改变。

椎体骨折在50岁以前的人群中并不常见，但是在过量饮酒、饮食不良、缺乏运动的人群中是有可能见到的。因为酒精会对人体平衡能力造成不良影响，所以这些人更有可能摔倒或是骨折。

人们戒酒之后是可以维持正常的骨形成功能的；如果是年轻人，他们甚至可以恢复部分流失的骨质。

下一步

骨质疏松症是一种可以治疗的疾病，并且随之而来的骨折也是可以避免的。因为一旦骨折，日后骨折风险就会有所增加，所以现在采取措施来保持骨骼强健是非常重要的。

面对这些可以增加或者降低骨质疏松症患病风险及骨折风险的因素，对自己进行全面回顾，并且去向医生进行咨询。此外，还可以判断自己的患病风险究竟是高危、中等还是低危。一般来说，具备两个或以上的危险因素时，就属于高危人群的一员了。

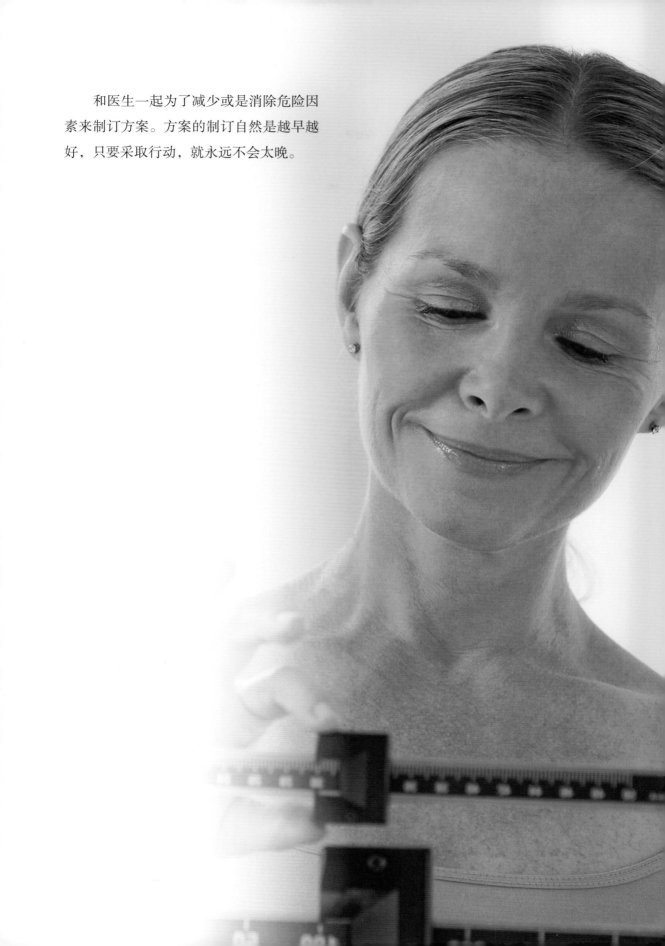

　　和医生一起为了减少或是消除危险因素来制订方案。方案的制订自然是越早越好，只要采取行动，就永远不会太晚。

骨质疏松症的风险评估

回答以下的问题能够帮助你评估你的骨质疏松症患病风险。你选择"是"的项目越多,你的患病风险也就越高。

	是	否
·你是女性吗?	☐	☐
·你已经停经了吗?	☐	☐
·你曾经骨折过吗?	☐	☐
·你曾经觉得自己身高变矮了吗?	☐	☐
·你有骨质疏松症的家族史吗?	☐	☐
·你是白种人或是亚裔?	☐	☐
·你身材娇小或是骨头较细吗?	☐	☐
·你月经初潮的时间在16岁之后吗?	☐	☐
·你绝经前曾有过月经周期不规律的时候吗?	☐	☐
·你是否从未怀孕?	☐	☐
·你是在45岁之前绝经的吗?	☐	☐
·你是否有过一年或以上口服可能造成骨质流失的药物的经历?	☐	☐
·你是否患过那些明确会增加骨质疏松症患病风险的疾病?	☐	☐
·你日常饮食中包含极少或是不吃含钙的食物吗?	☐	☐
·你是否经常节食或者是否有过减重过多的经历?	☐	☐
·你是否不参与锻炼?	☐	☐
·你是否吸食烟草制品?	☐	☐
·你是否每天饮用超过2盎司(约56.7克)的酒精饮料?	☐	☐

第五章

筛查与诊断

要如何得知自己是否患有骨质疏松症，或是知道自己有没有患病风险呢？这是一个很常见的问题，并且大家都想尽早得到答案。采取保护措施的时机越早，能够维持骨骼健康的可能性就越大。倘若已经患上了骨质疏松症，就医的时间越早，能够延缓骨质流失或是稳定病情的可能性就越大。

骨折曾经是让人意识到自己可能患上骨质疏松症的唯一途径。但是现在情况有所不同，只需做一个骨密度检查（也叫作骨密度测量）就可以在发生骨折之前判断是否患有骨质疏松症。此外，这种检查还能检测自身的骨密度水平，看看它是否低于同性别、年龄的平均水平。在不接受治疗或是采取其他预防性措施的条件下，那些有可能进展为骨质疏松症的骨密度降低的情况被我们称为"骨量减少"。

医生除了让病人去接受骨密度检查外，他们还能从病人的病史和查体中获取相关的骨骼健康的信息。这些评估可以帮助他们去了解引起骨质疏松症的继发性因素。此外，还有一些其他可能必要的检查。

筛查与诊断

对患者来讲，在去了解每一项针对骨骼健康的检查的细节之前，清楚筛查和诊断手段之间的区别也是一件重要的事情。

筛查测试

筛查测试是针对那些没有明确患病症状或是体征的人群进行的检查。如果这些检查的结果有异常，那么就意味着对该就诊者来说可能存在着之前没有注意过的健康问题。

和检查手段相比，筛查手段的敏感性可能没有那么高，但是价格会相对便宜。如果受检者仅仅是有一些特定骨质疏松症的高危因素但是没有任何明显的症状或是体征，那么可以考虑去做一下筛查检查。举个例子讲，某人可能是一名有着骨质疏松症家族史的中年妇女，但是她并没有过骨折或是身高变矮、突然发生的背部疼痛，那么她可以考虑做一下筛查。

人一生中至少需要考虑做一次骨质疏松症筛查。虽然到底应该什么时候去进行这个筛查在医生中间还存在着争议，但是每个人确实需要注意这个情况。

在过去，测定骨骼密度的测试被称为"骨密度测量"。如果检查结果提示骨骼比正常情况下同龄、同性别人群该有的状态更脆弱，那就需要找医生去做更深入的检查。

诊断测试

诊断测试是针对那些疑诊为某疾病（比如说骨质疏松症）的人群进行的检查，这些人可能有特定的危险因素，又或者他们出现了某些疾病的症状或是体征。

诊断手段相比起筛查手段来讲更加精确和昂贵。如果一个人的年龄在40岁或是以上并且发生了骨折，他可能就需要做一下骨质疏松症诊断相关的检查了。初步的诊断测试是骨密度检查，同时医生还需要采集他的病史和进行查体。

诊断测试可以帮助明确以下几点：

· 确诊骨质疏松症；

· 判断疾病的严重程度；

· 建立骨密度值的基线。

这些测试一般都会由医生来开具，并且相对于筛查测试来说，会用更加精准的仪器来完成。

什么是骨密度检查

骨密度检查是一种最能让医生有把握预测一个人未来骨骼健康的一种检测手段。从检测结果看，医生可以判断是否有骨质疏松症并且据此给出这个人未来发生骨折概率的预测。

这个测试本身是简单、快捷并且无痛的。它采用特殊的X线来评估每平方厘米骨骼内有多少克钙及其他矿物盐（骨矿物质含量）的沉积。

"骨矿物质含量"和"骨密度"的说法常被混用，原因是这样的：一般来说一个人的骨矿物质含量越高，他的骨密度也就越高；而骨密度越高，他的骨折风险也就越低。

骨密度检查一般是针对那些有骨折风险的骨质疏松症患者做的。常规检测位点包括腰椎（位于脊柱下部），股骨颈（紧邻股骨与髋部连接的地方），以及腕部或是前臂的骨骼。

哪些人应该接受检查

骨质疏松症的高危成年人群需要进行骨密度的测试。早期的测试能够让人们尽早采取防治措施并且让这些措施有发挥作用的时间。另外，骨密度检查也是一个人实现诊治的第一步。

一般我们会推荐所有的女性在一生中

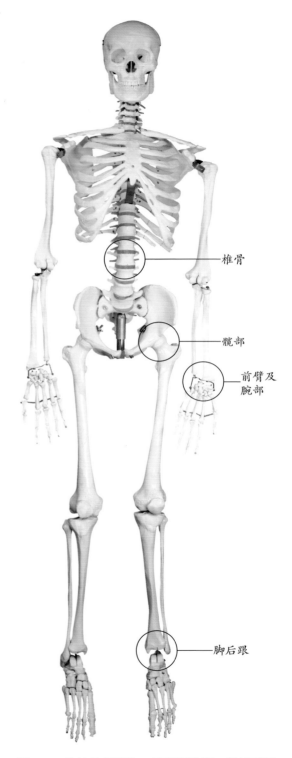

椎骨

髋部

前臂及腕部

脚后跟

图5-1　常见骨折部位：骨密度检查一般针对以上1个或多个部位

至少进行一次骨密度检查。除此之外，我们也推荐满足以下要求的人群进行骨密度检查：

· 所有65岁及以上的女性；

· 65岁以下但是有2个及以上危险因素的绝经后女性；

· 70岁及以上有患病风险的男性；

· 任何40岁以上并且曾在非创伤性事件中从与身高等高或更低的位置摔下并发生骨折的人；

· 任何现在正在使用糖皮质激素进行治疗的人；

· 任何雌激素或睾酮水平低的人（性腺功能低下）；

· 任何有高危险发生骨质流失或是骨折的男性、女性、小孩。

很多女性并没有危险因素，但她们并不是等到65岁，而是选择在绝经期就进行骨密度检查。对于那些骨质疏松症的高危人群或者曾发生过骨折的人，又或者曾有过身高降低的人，我们认为进行早期检查是明智的选择。

任何绝经后女性只要发生了骨折，考虑到这可能与骨质疏松症相关，所以她们必须去进行骨密度检查。倘若骨折真是骨质疏松症造成的，那么这项检查还可以对于疾病的严重程度进行评估。

骨密度检查并不是一项做一次就行的检查。它需要每间隔几年做一次来反映你骨质流失的速率，进而以速率来对你的骨折概率进行有力预测。

间隔多久去进行骨密度复查取决于第一次检查的结果。由美国国立卫生研究院投入的一项研究显示，患有骨质疏松症的人应当每年复查，而没有相关诊断的人可以间隔数年再来复查。医生也会根据患者的健康状况改变、药物使用情况以及其他可能改变患病风险并且需要早期检测的危险因素进行综合考虑。

如果患者服用药物治疗骨质疏松症，那么从最开始的几年直到可以确定骨密度已经稳定或在恢复，一年一次的骨密度检查是绝对有益的。在那之后，骨密度检查的频率可以降低一些。如果患者正在服用糖皮质激素，

需要多久进行一次骨密度测定

第一次检查结果	何时复查
正常	17年
骨量减少	5年
骨质疏松症	1年

新英格兰医学杂志 2012；366：225.

也推荐患者每年进行一次骨密度检查。

　　只有很少一部分患有骨质疏松症或是高危的成年人接受了恰当的筛查以及诊治。这种现象发生的一部分原因就在于并没有足够的人去做骨密度检查。一项纳入了34000名50岁以上女性的研究显示，只有很少一部分的女性曾经做过骨密度检查——甚至在她们中有差不多一半的人具有1个或多个疾病危险因素。

你如何去接受检查

　　可能通过初级保健医生去安排一次骨密度检查对患者来说是最好的选择。如果进行常规查体后，医生并不建议患者去做骨密度检查，那么是否提醒医生去安排检查就取决于患者自己了。千万不要不敢向医生咨询问题，尤其是发生骨折或者快到绝经期时，抑或单纯只是想去做一个筛查的时候。

　　大多数的检查一般来讲会在医院的放射科进行。有一些医院会有特殊的骨质疏松症项目（通常作为女性健康中心的一部分）。有一些大城市甚至设有不附属于医院的骨质疏松中心。

　　内分泌学家专攻于人体的激素系统，他们接受过筛查、诊治骨质疏松症相关内容的特殊培训。但是除了他们以外，像是风湿免疫学家们之类的医学专家，可能也

骨密度可以给你怎样的提示？

　　骨密度检查就像是某一个时刻对你某一部分的骨骼内矿物质含量做的"截图"。这张截图有以下的作用：

· 确定特定部位的骨骼是否存在骨密度低下

· 确定是否患有骨质疏松症

· 如果是每隔1年或多年即进行一次骨密度检查，那么历次检查结果就可以拿来进行对比，起到以下的作用：

　　· 发现骨密度可能是在长时间内逐渐发生的改变

　　· 判断骨密度对于治疗的反应好坏

接受过骨质疏松症相关的训练。

检测是如何进行的

骨密度检查使用的是一种叫"骨骼显像密度仪"的仪器来完成的。大多数的显像密度仪测量的是一束低能X线束穿过骨骼后被吸收的情况，然后与它穿过骨骼周围软组织后被吸收的情况进行对比，从而得到测量结果。X线在穿过骨骼前后的能量值（光子）也会被拿来做比较。骨骼的密度越高，X线被吸收的也就越多。

那么为什么不使用普通的X线来进行这项测试呢？普通的X线含有的能量较高，适用于很多种影像学检查的成像。但是这种高能量的普通X线在感受低骨密度方面的敏感性欠佳——当骨骼丢失了原本25% ~ 40%的矿物质含量时才奏效。可是等到那个时候，骨质疏松症已经进展到了一定阶段了。

做一次骨密度检查所遭受的X线的辐射暴露是非常低的，与标准胸片相比，仅为其几分之一。不需要为了这个检查去穿防护围衣，做检查的人员也无须在操作时离开检查室。

所有的骨密度检查都是快速、无痛并且无创的。根据使用的密度仪种类不同，检查时间可能在10 ~ 15分钟不等（并不包括前期填表以及进行其他准备工作的时间）。

一名放射医学专家、内分泌学家或者是其他骨骼相关的专家都可以为你解读检查结果。如果结果提示骨质流失，该患者可能需要医生制订一个治疗计划以延缓或是暂停这个流失的过程。治疗的方案选择受到多种因素的影响，其中就包括骨质疏松症的病因。

骨密度仪的种类

密度仪有着不同的规格和精确度，有些密度仪在特定骨骼方面的测定会优于其他的。

中心密度仪

中心密度仪相对较大，大到可以让患者躺到里面去，一般常见于医疗中心或是医院。正如名字所描述的，这种密度仪被用于测量你体内位于中心、稳定部位的骨骼密度，比如说脊柱和髋骨，但它其实也可以被用于测定身体的任何其他骨骼的密度。

中心密度仪可以提供最精确的骨密度检查，进而为潜在骨折风险提供最佳预测。这种密度仪又分为两种，双能X线骨密度仪和定量计算机断层扫描。

双能X线骨密度仪（DXA）

双能X线骨密度仪检测是最精确的测定骨密度的手段。这也就是为什么医生们一般都会依赖这项检查的结果来诊断骨质疏松症。一台双能X线骨密度仪机器使用两种不同的X线，从而大大提高准确性。这种检测手段可以在连续的骨密度检查中检出低至3%～5%的密度改变。

在检查开始前，患者会躺在一个有软垫的平台上。一旦患者摆好了检查体位，装有X线放射源的机械臂（位于平台下方）和一个X线检测器（位于患者上方）也就完全就位到同一直线上。通过测量穿过骨骼后X线被吸收的多少，机器也就完成了对患者的骨密度检查。骨骼越健康，能够穿过的X线的能量就越低。如果是使用最新的设备，一台双能X线骨密度仪检测可以在仅几分钟内给出一个精确的结果。

双能X线骨密度仪一般被用于检测狭窄的股骨颈部（紧邻髋关节）以及腰椎（位于脊柱下部）的骨密度。髋部骨折是骨质疏松症最为严重的并

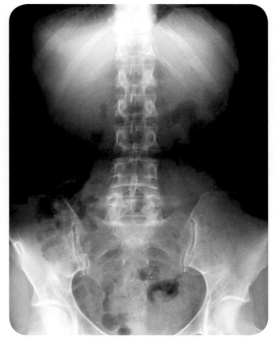

图5-2　骨骼内部观：不同密度的骨骼在X线上的表现也是不同的。这幅骨盆和脊柱的图像显示了密度高的骨骼（亮的区域）和密度低的骨骼（暗的区域）

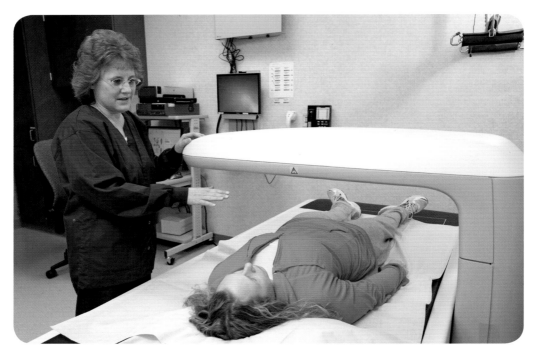

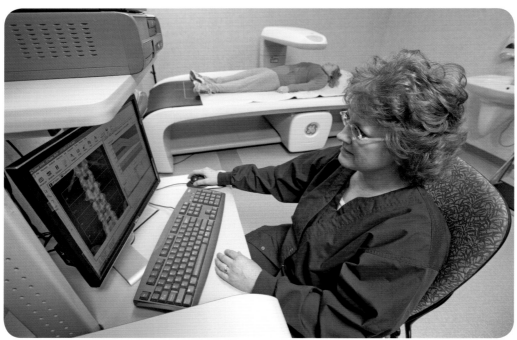

图5-3 DXA检测：双能X线骨密度仪（DXA）是最精确的骨质疏松症诊断手段。图片展示了定量计算机断层扫描是如何检测脊柱骨密度的：这位女性在设备上躺平，检测仪位于她脊柱的正上方。机械臂通过检测位于其下方的X线源的能量来测量骨密度（上图）；所采取的信息都会被传输到电脑上，然后电脑上就会显示这名女性的脊柱图像以及她的骨密度检查报告（下图）

发症，而股骨颈的检测结果对于髋部骨折的风险预测来说非常有帮助。此外，针对髋骨的双能X线骨密度仪检测也常被用于预测未来的或是其他部位骨骼的骨折风险。

因为精确度极好，所以双能X线骨密度仪被定为首次骨质疏松用药患者骨密度基线水平测定的优先选择。

定量计算机断层扫描（QCT）

该检查利用计算机断层扫描（CT）来测定骨密度。就像是做CT一样，患者在做定量计算机断层扫描的时候也是躺在一个可以移动的平台上，然后滑行进入圆环形的检测区；在其中，患者将被从各个角度摄入X光片。特殊的骨密度软件将会对摄入的图像进行整合处理，最终得到的一张图像就是评价骨骼结构的有力证据。整个检查过程大约需要10分钟。

定量计算机断层扫描常被用于评价椎骨密度以及髋部下方部分股骨的密度。定量计算机断层扫描检查结果可能会被用于评估患者对所用治疗方案的反应。但这项检查本身会比其他的密度测定要昂贵，并且带来的辐射也会更多一些。

外周密度仪

外周密度仪相对于中心密度仪来讲要更小且更便宜。它们被用于测定外周骨骼的骨密度，比如腕关节、脚后跟。如果要评估髋部骨折的风险，外周密度仪的精确度不及中心密度仪，不过对于筛查骨质疏松症的危险因素来说，它的精确性也足够了。

人们可能会在某些药店或是其他零售店见过自助使用的外周密度仪。这种形式的检测一般会因为是健康推广会或是商店促销而免费提供或仅以小额收费提供。

如果外周密度仪检查结果提示患者骨密度低下，患者可能会希望追加一个中心密度仪的骨密度检查，它能够提供更精确的结果，帮助患者和医生找出针对目前疾病状态的防治措施。现有以下一些类型的外周密度仪可供选择：

骨扫描和骨活检

骨密度检查、骨扫描和骨活检是不同的检查。骨扫描一般用于诊断癌症，有时也被用于诊断罕见的骨病。受检人会被注射少量的放射性染料，染料入血后再通过骨骼进行收集。这使得放射学家们能够看到体内高代谢部位。和骨密度检查一样，受检人在这项检查中受到的辐射剂量是非常小的。

骨活检则是需要用一根空心的针取出受检人髋骨一小部分样本的检查。这份样本的检测可以提示受检人是否有其他骨病，比如说骨软化症（骨骼因为多种原因造成的软化）。这种检查在确诊肾衰相关的骨病时也具有相当的参考价值。

定量超声（QUS）

我们一般将它称为"足跟超声"，因为它最常被用于测定跟骨的骨密度。QUS与前几种提到的不同，它的工作原理不是X线，而是当人光脚立于设备上时，通过发射高频超声波穿透人的跟骨进行测定；所以比起测定X线的吸收，这种方式衡量的是声波的反射。骨密度越高，声波反射到设备的时间就越短。

这种密度仪具有便携、经济和普适的特点。它能在1分钟之内给出骨密度测定结果。所以如果想筛查自己是否有骨质疏松症的高危因素，QUS会是一个简便的选择。然而，这种方法对于诊断骨质疏松症或是骨量减少（骨密度低于正常并且有可能在不加干预的情况下进展为骨质疏松症）来说不够精确。

足跟超声在用于预测髋部及胳膊、手腕等处的骨折时，准确性和DXA大致相同。但是它不能够评估中轴骨骼在长时间内的改变，也不能反映骨骼对于药物治疗的反应。此外，由于足跟一直承受着上半身体重带来的压力，所以如果想要了解某些特殊的骨骼矿物质改变的话，足跟并不是最佳的测量位点。

外周双能X线骨密度仪（pDXA）

这种检测手段采用的是一种小型的便携DXA扫描仪，通过X线来测定足跟及腕部的骨密度。整个测试大概需要3分钟，而且其精确度足以判断一个人是否存在骨质疏松症患病风险。因为外周双能X线骨密度仪比定量超声贵得多，且便携性也不及后者，所以它的使用度比不上前面提到的定量超声。

外周定量计算机断层扫描（pQCT）

外周定量计算机断层扫描相比类似的筛查手段来讲要昂贵得多，所以它的应用比较少。此外，这种检测的辐射也比其他手段要大。

该手段采用的是一个小型的便携定量计算机断层扫描仪器，能够测定腕部或是手部的骨密度。在检测时，患者保持坐位，把手、腕部或前臂放到仪器内，让X线穿透骨骼，之后机器就会开始计算骨密度。整个过程大概耗时10分钟。

高分辨外周定量计算机断层扫描（HRpQCT）

这种复杂的手段也被称为3DpQCT或是XtremCT，除了能够测定骨密度外，它还

骨密度仪的类型

仪器	缩写	常规检测部位
中心		
双能X线骨密度仪	DXA	脊柱、髋部、前臂和全身
定量计算机断层扫描	QCT	脊柱和髋部
外周		
定量超声	QUS	足跟
外周双能X线骨密度仪	pDXA	腕部或足跟
外周定量计算机断层扫描	pQCT	腕部或手部
高分辨外周定量计算机断层扫描	HRpQCT	前臂或下肢
高分辨磁共振成像	Micro-MRI	腕部、踝部或足跟

能够利用三维成像来评估骨骼微结构。高分辨外周定量计算机断层扫描测定的是前臂和下肢的骨强度及骨质量。目前这项技术尚处于评估阶段，但它被认为是一种能够比任何现有常用检查方法更加深入了解骨骼健康的手段。

高分辨磁共振成像（Micro-MRI）

这是另一项处于研究阶段的检查方式，它被用于评估外周骨骼的情况（比如腕部、踝部和足跟）。它是一个微型的磁共振成像设备，它能够通过使用强磁场和新式技术来评估骨骼的微结构和强度。就像高分辨外周定量计算机断层扫描一样，高分辨磁共振成像还处于研究阶段，尚未投入广泛使用。

你适合哪种检测方法

年龄及检测目的决定了将使用何种骨密度检查方法。比如说，可能会因为有那些让自己患病的骨质疏松症危险因素而焦虑不已，或者很担心自身特定某处的骨头，又或者没有任何危险因素、只是想知道自己骨骼的健康状况。

如果以前从未做过骨密度测试，但是现在想做一个来了解自己的骨骼健康情况，以下是我们给出的一些可能对选择目前最适宜的检测方式有益的信息。

你没有危险因素

如果一个人没有任何骨质疏松症相关的危险因素也没有骨折史，那些相对经济的外周筛查手段（比如外周双能X线骨密度仪或是定量超声）就足够满足需求。如果检查结果提示低骨密度，医生可能会想紧接着选择比较精确的中心密度仪，比如双能X线骨密度仪。

如果自己对于某一块骨头的强度非常担忧，可以选择一个能对这一部分骨骼进行精确测量的手段。医生在这一点上也能给一些建议。

你有一些危险因素或是有过骨折

如果怀疑自己患上了骨质疏松症，就算之前的外周骨骼检查结果正常，医生也可能会开具双能X线骨密度仪检查。一名65岁以下的女性椎骨骨折的可能性大于髋部骨折，所以对于脊柱开展的双能X线骨密度仪检查就成了最准确的预测手段。

如果是一名65岁及以上的女性，情况就恰恰相反，由于她们髋部骨折的发生更加常见，所以对于髋部的双能X线骨密度仪就能够反映更多。

双能X线骨密度仪也可以精确测量其他部位骨骼的骨密度。考虑到骨质疏松症可能累及全身不同部位的骨骼，双能X线骨密度仪就是个很好的选择。此外，全身骨骼发生骨质流失的速率不尽相同（尤其对于绝经后的女性来讲）。综合考虑以上的因素，每次需要进行多个位点的检测——骨密度可能在某一处正常，但是在另一处较低。

你有继发性骨质疏松症的可能性

某种疾病、外科手术或是特定药物使用都可以引起继发性骨质疏松症（另一种疾病状态触发的骨质流失）。医生可能会考虑造成骨质流失的原因究竟是什么，然后根据它来选择一种检查手段。

举个例子来说，如果要有甲状旁腺功能亢进，那么该患者丢失的可能大多是皮质骨，考虑到前臂主要由皮质骨组成，所以使用双能X线骨密度仪来测定前臂的骨密度就会是最好的选择。

你患有骨质疏松症

如果患有骨质疏松症，医生可能会安排针对可能有原发骨折的部位（髋部、脊柱、腕部或是以上的组合）的周期性双能X线骨密度仪检查。当需要进行规律的随诊时，推荐每次都使用相同的机器（骨密度仪），同时，也需要同一名技师来操作仪器；当然，被检测的也需要是同一个骨骼部位。上述步骤可以获得最准确的结果。

医生提出以上的要求原因在于不同的机器测出来的结果可能有轻微的出入。在这方面，密度仪专家正在研究如何对比不同仪器的结果。

你在调整治疗方案

如果正在服用骨质疏松症的治疗药物，使用中心密度仪测定脊柱的数据是最好的选择。脊柱内的骨小梁可以最好地显示药物的作用。外周密度仪对这一类信息的处理并不够精确。

病史及查体

很多人误以为骨密度检查是诊断骨质疏松症所需要的全部检查。这项检查确实可以确定骨密度存在低下的情况，但是它并不能给出骨密度低的原因——是整体健康状态不佳还是生活方式正在损害骨骼？要回答这个问题，需要一个全面的医学评估，包括病史和查体。

要获得一份病史，医生会问一些关于个人健康史以及近亲健康状况的问题。可能也会问目前服用药物的情况、饮食状况、运动情况、烟酒摄入情况。患者需要对以上问题给出真实的回答。医生并不是在利用这些问题来评判个人，而是在评估骨质疏松症患病的风险，或是试图找出其他可能造成现有症状的原因。

查体涉及一些常规的医学检查，比如说测血压和测心率。可能也会进行血液和尿液的检测。结合病史、体格检查的结果可以帮助医生来解读骨密度检查的结果。

骨标志物检测

骨标志物检测可以评估骨转换的情况，即评估骨骼发生变化的速率。检查结果不会显示骨重塑循环的进行方向，比如说是在丢失更多的骨骼还是合成更多的骨骼，它只能显示"骨骼发生了改变"。因为这项检查结果不是医生评估骨骼健康所必需的，因此在诊治骨质疏松症的时候，骨标志物检测的使用不及骨密度检查常见。

下面讲述的就是骨标志物的原理。骨重塑循环会往血液循环和尿液中释放化学副产物。这些副产物是骨骼构成、与骨重塑相关的激素以及酶的残余物，所以血标本或是尿液标本可以反映骨破坏（骨吸收）和骨形成发生的速率。如果知道自己在进行骨标志物检测的当下处于骨质流失的状态，那么高水平的骨标志物检测结果就意味着骨质在以很快的速度丢失。

这种检测不能被用于诊断骨质疏松症，也不能用于日常情况的监测。

哪些人需要做骨标志物检测

对于预测骨折风险来说，虽然有时可以与髋部骨密度检查的结果结合起来看，但是骨标志物检测一般不是个好选择。

如果一个人患有最常见类型的骨质疏松症（比如衰老和绝经），那么并不需要做骨标志物检测。但是如果骨质流失与某种对骨骼影响不明的疾病状态相关，那么骨标志物的检测就会很有用，它可以提示这种未知状态是否真的对骨转换有影响。

骨标志物检测在调整骨质疏松症治疗方案方面也能提供帮助。一般来说需要用药1～2年后才能从骨密度检查结果看到显著的变化，对于评估疗效来讲，这个过程过于漫长。但是在这期间，骨标志物检测可以提供3～6个月内的阳性结果。

类型

有一些骨标志物检测测定的是骨形成的副产物，有一些则测的是骨吸收的副产物；有一些测定的是尿液水平，有一些测定的则是血液水平。

骨标志物检测带来的疼痛很小甚至没有。但是包括饮食、测试时间、性别、月经周期等多种因素可能影响测试结果，进而影响结果的可靠性。血清检测一般优于

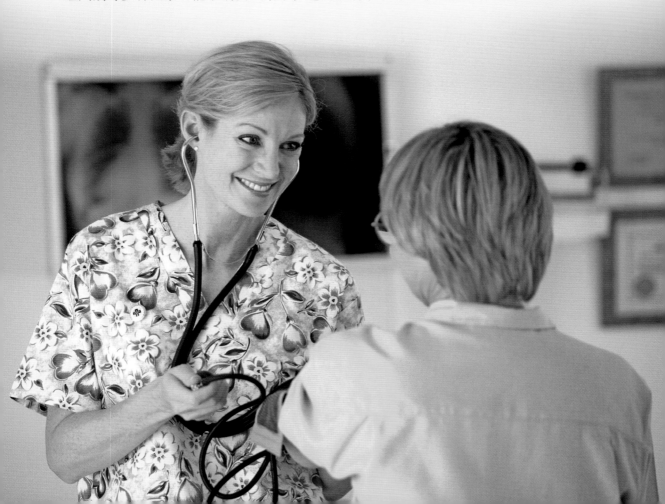

尿液检测，因为它的结果变异较小，所以较为可靠。

骨标志物检测可以分为两类，吸收标志物与合成标志物。

吸收标志物

这些检测针对的是骨破坏相关的副产物，包括：

· **血清C端肽（CTx）**：该测试针对的是一种骨破坏的时候释放入血的化合物。它的含量越高，骨吸收的速率越快；反之越低，骨吸收的速率就越慢。

· **血清或尿液N端肽（NTx）**：这项指标和CTx类似，但是测定的是另一种骨吸收时释放出来的化合物。

合成标志物

这些检测针对的是骨形成相关的副产物，包括：

· **血清I型前胶原氨基端延长肽（P1NP）**：这项测试检测的是新纤维组织（胶原）在骨骼内合成的速率。

· **血清骨特异碱性磷酸酶和血清骨钙素**：这些指标和P1NP类似，但是测定的是不同的化合物水平。

确诊

在医生所有诊断骨质疏松症的手段中，骨密度检查和病史、查体最为重要。

髋部双能X线骨密度仪检查是评估骨折风险的最佳选择，并且建立在这个检查结果上，也能确定是否存在骨质疏松症。

病史和查体可以评估整体健康状况，也能帮助医生寻找是否存在可能的会导致骨质疏松症的疾病。骨标志物检测的结果可以提示医生可能存在继发性病因，但是通常来讲，它对于调整治疗方案的意义要比这个大得多。

在进行了骨密度检查后，可能需要随诊以与医生讨论检查结果。在这次讨论过后，会让患者对手头这张打印出来的结果上印着的数字和线条有更透彻的理解。在下一章中会有更多这方面的信息。

第六章

了解检查结果

进行了骨密度检查之后会得到检查结果。好忧伤啊！看看这所有的线条和数字，这些都是什么意思？

骨密度检查测定的是骨骼的矿物质含量——包含在1平方厘米内的骨骼中的矿物质（如钙和磷酸盐）的含量。计算机屏幕上或纸张打印出的那些看似不可理解的数字和线条表示骨量，它们提供了有关骨骼健康状况的信息。

骨密度并不是决定骨强度的唯一因素，但它是唯一可以测量的因素。任何骨骼位置如果骨密度测量值非常低的话都存在高度骨折风险。而且这不是身体唯一处于危险的部分。例如，如果髋部骨密度检查显示骨量较低，不仅增加了髋部骨折的风险，还会增加椎骨骨折的风险。

目前已经制定了明确的标准来解释骨密度测量值。检查结果中引起最多关注的两个数字是T值和Z值。

包括什么

第一次看报告时，骨密度检查的结果可能看起来不是很有意义。一旦医生解释了线条、数字和颜色代表什么，报告就变得更容易理解了。检

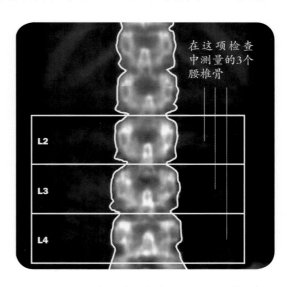

图6-1 双能X线吸收测定法（DXA）图像 脊椎骨密度检查的主要元素包括所检查的骨骼图像（上图）及汇总表格和曲线图（下一页）。该双能X线吸收测定法检查表明这名40岁的受试者腰椎骨密度良好

查结果通常包含至少3个元素：

· 图像（黑白或彩色）

· 骨密度数字汇总表

· 一张曲线图

这些元素是医生在进行骨密度检查时在电脑屏幕上看到的内容。该图像是骨密度的图形表示。图6-1的例子显示这个检查是在脊柱上进行的。白色矩形叠加在3个椎骨的图像上。标签L2、L3和L4表示对于该检查，在脊柱的第2、第3和第4腰椎骨上测量骨密度。

该图片附带的汇总表位于本页的底部。第一列是L2、L3和L4的标签。在第二列中，可以找到测量的每个椎骨的骨密度值。其他列表示额外的测量结果称为T值和Z值。它们的含义将在本章后面解释。底部的数字是3个椎骨结果的平均值。

汇总表中附带的彩色曲线图比较了3个腰椎的平均骨密度与同龄人的正常骨密度值。横跨彩图的蓝色部位表示正常范围。

位于彩图上的黑色方块表示受试者在40岁时骨密度约为1.27（该表格显示的值

部位	骨密度	年轻成年人T值	年龄匹配的Z值
L2	1.270	0.6	1.1
L3	1.243	0.4	0.9
L4	1.301	0.8	1.3
L2-L4	1.272	0.6	1.1

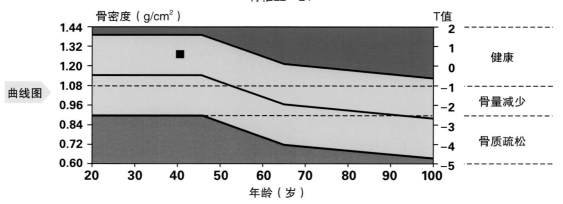

图6-2　腰椎骨密度数字汇总表及曲线图（40岁受试者）

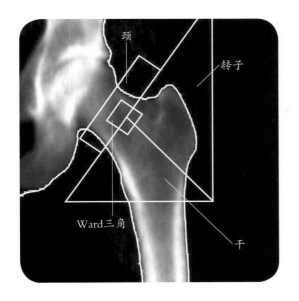

图6-3 双能X线吸收测定法图像 髋关节的双能X线吸收测定法骨密度检查与脊柱的骨密度检查具有相同的元素：图像、汇总表和曲线图。在这个检查中测量的髋部的4个部位用白色轮廓表示。检查结果表明，这位40岁的受试者左髋关节（股骨）骨密度良好

为1.272）。受试者在腰椎部具有良好的骨密度，在40岁左右人群正常范围的上半部分。

来自其他骨骼位置的骨密度检查结果也包括相似的图像、表格和曲线图。接下来的图标是左髋部骨密度检查的结果。底部彩色曲线图上的黑色方块表示受试者约40岁，并且在这一年龄的髋部骨密度正常。

叠加在骨密度图像上的白线表示测量骨密度的4个部位。它们是股骨颈、干、转子和Ward三角（实际在图像上正方形）。汇总表单独列出了每个部位，并给出了4个部位的平均值（总计）。

汇总表

部位	骨密度	年轻成年人T值	年龄匹配的Z值
颈	0.919	−0.5	0.0
Ward三角	0.734	−1.4	−0.8
转子	0.724	−0.6	−0.2
干	1.118	−	−
总计	0.932	−0.6	−0.1

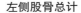

左侧股骨总计

曲线图

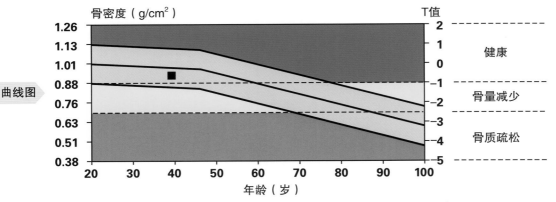

随年龄增长股骨骨密度的正常范围

图6-4 股骨骨密度数字汇总表及曲线图（40岁受试者）

当有人患有骨质疏松症时，结果会是什么样子？看看本页的曲线图。该检查在脊柱的腰椎进行。黑色方块的位置表明此受试者的年龄大约为80岁，这表明该受试者的骨密度值大约为0.75。这个值在这个年龄段人群的较低范围内。可以看到黑色方块落在骨量减少和骨质疏松之间的分隔线（底部虚线）之下。因此，该受试者将被诊断骨质疏松症。

目前在所提供的例子中没有解释所谓的T值和Z值。这两个值为医生提供了重要信息。T值能明显地划分出任何骨质疏松症的诊断。同时，Z值用于帮助确定绝经前妇女和50岁以下男性的骨质疏松症。

由于用于测量骨密度的机器（密度计）存在差异，因此这些数据的产生方式有所不同。以下内容将介绍这些值的含义和使用它们的方法。

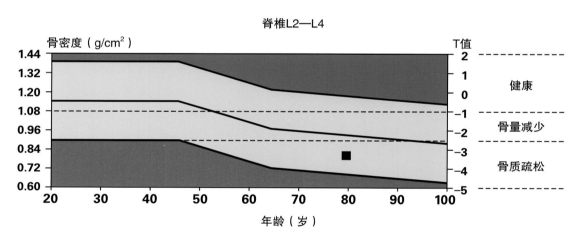

脊椎L2—L4

□ 随年龄增长腰椎骨密度的正常范围

图6-5　腰椎骨密度曲线图（80岁受试者）底部的曲线图表示了这位80岁左右的受试者的脊椎骨密度检查结果。这个受试者会被诊断骨质疏松症

了解T值

T值代表骨密度与健康的同性别的年轻成年人的正常骨密度之比。在检查报告中，两者之间的差异以高于或低于平均值的标准差（SD）显示。把平均值看作一般水平。

为什么骨密度要与更年轻的人相比？实际上有这样做的一个很好的理由，这样可以使每个人都与同一个共同基线进行比较——换句话说，就是从相同的起点开始。没有人期望60岁的女性与30岁的女性拥有相同的T值。T值的作用在于了解不同之处——当前骨密度与正常情况相差多少。

在骨密度检查中获得的T值表示受试者与一般水平（平均值）有多少差异（偏差）。如果T值为0.0，则完全不偏离，因为匹配的是所比较的组的平均值。如果T值为–1.0，则表示骨密度低于平均值一个标准差。同样，如果T值是+0.5，则表示骨密度比平均值高一半的标准差。

当评估T值以确定受试者是否可能患有低骨密度（骨量减少）或骨质疏松症时，医生可能会遵循世界卫生组织（WHO）和国家骨质疏松症基金会的官方指南。根据这些准则：

・如果T值在平均值的一个标准差内，即在+1.0和–1.0之间，则骨密度正常。

・如果T值为–1.0至–2.4，则骨密度较低，即所谓的骨量减少。

・如果T值为–2.5或更低，则表示患有骨质疏松症。

・如果T值是–2.5或更低，并且已经有过一个或多个骨骼骨折，则表示患有严重的骨质疏松症。

这些标准同样适用于男性和女性。对于大多数骨密度检查，–1.0标准差等于骨密度下降10%～12%。因此，T值为–2.5意味着骨密度比一般健康者峰值骨量低25%～30%。

骨骼中不同骨的T值不能进行比较。一般来说，当检查多个骨骼时，医生会使用最低的T值来进行诊断。例如，如果脊柱的T值为–2.7，髋部的T值为–2.0，则脊柱的T值将用于表明骨质疏松症的程度。

检查结果可能是骨质疏松症的一个很好的指标，但它们不是一个完整的诊断。被告知骨量减少（T值范围为–1.0至–2.4）并不是说一定会患上骨质疏松症，但这确实意味着需要避免骨量进一步减少。

了解Z值

Z值是高于或低于预期的标准差的数值，不仅适用于同性别的人，也适用于年龄、体重和种族血统相同的人。

虽然Z值是一个很好的指标，表明骨密度对于年龄有多正常或异常，但它不用于确定是否患有骨质疏松症，除非是绝经前女性、年龄小于50岁的男性或儿童。在这些人群中，Z值是有用的，因为它可以指向继发性骨质疏松症——除了衰老或绝经以外的骨质疏松症最常见的原因，这可能导致骨质流失。

Z值低于–2.0表明继发性骨质疏松症可能是导致骨质流失的原因。医生可能会尝试确定是否有潜在的疾病或异常状态。如果可以确定原因，疾病或异常状态通常可以治疗，骨质流失也能减缓或停止。

一般来说，Z值越低，衰老或绝经以外的其他因素就越有可能导致骨质流失。然而，少于3%的成年人的Z值低于–2.0，并且少于1%的成年人的Z值低于–3.0。

可能会有Z值正常而T值异常的情况。事实上，这在老年人中很常见。是因为大多数人都经历了骨密度随着年龄的下降。根据他们的Z值，当许多人达到80岁时，他们的骨密度对于他们的年龄的人来说可能是正常的，但根据他们的T值，他们可能患有骨量减少或骨质疏松症。

如果对这两个值有点困惑，不要担心，医生或医务人员将帮着解释这些数字并解答疑惑。

部位	骨密度	年轻成年人T值	年龄匹配的Z值
L2	1.270	0.6	1.1
L3	1.243	0.4	0.9
L4	1.301	0.8	1.3
L2-L4	1.272	0.6	1.1

被作为诊断参考的T值

图6-6 解释这些值　该表中的第三列和第四列是在该检查中测量的3个椎骨的T值和Z值。最低T值——所有3个椎骨的平均值——是医生认为最重要的诊断骨质疏松症的指标之一。 T值为+0.6指比平均值高0.6个标准差

如何使用这些数值

在确定是否患有骨质疏松症或可能存在骨质疏松症风险时，T值和Z值是重要的信息。让我们看看两个想象出的例子，说明如何使用这些数字来评估骨骼健康和诊断骨质疏松症。

例1

莎莉今年59岁。她已经度过了绝经期。她不吸烟，也不过量饮酒。她不服用皮质类固醇，她从来没有过骨折。但是她的母亲患有骨质疏松症。因为担心自己患病的风险，莎莉和她的医生进行了谈话。鉴于她的年龄和家族史，她的医生安排使用双能X线吸收测定仪（DXA）对她的髋部进行骨密度检查。

在检查之后，莎莉研究了打印出的检查结果。她注意到左侧股骨的正常骨密度随着年龄的增长而逐渐下降，45岁左右的下降趋势更加明显。图上的黑色方块表示莎莉的T值为–2.3。这意味着她的骨密度比健康年轻女性群体的平均值低2.3个标准差。

虽然她没有骨质疏松症——一般需要–2.5或更低的T值——莎莉被告知有骨量减少，并且如果她将来经历更多的骨质流失，会有患骨质疏松症的风险。

与此同时，莎莉的Z值为–0.7，比与其相同年龄和种族的女性低0.7个标准差。

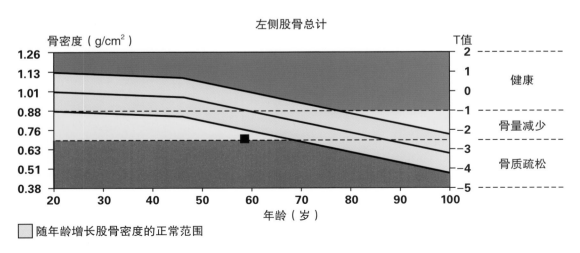

图6-7　股骨密度曲线图（例1）

她的Z值不足以表明她的骨质流失是由于继发性原因造成的，例如潜在的疾病或障碍或特定的药物。

例2

克里斯汀今年42岁。7年前，她接受手术切除了子宫和卵巢（全子宫切除术）。手术后她没有服用雌激素。她不吸烟，也不过量饮酒。她没有骨质疏松症的家族史，也从未骨折过。

克里斯汀的T值与莎莉的相同：–2.3，但克里斯汀比莎莉年轻15岁，这意味着她在之后15年中会失去更多的骨量。由于这个原因，她患骨质疏松症的风险更大。

克里斯汀的Z值是–2.3，与她的T值相同。低的Z值通常表明除了自然衰老之外的因素正在影响她的骨密度。在克里斯汀的例子中，由于她的子宫切除术引起的绝经以及随之而来的雌激素水平下降可能导致了骨量在早期突然流失。

这两个例子说明了相似的骨密度值对不同的人有不同的含义。你可能与你的邻居有相同的T值，但你们其中一个可能会患上骨质疏松症，而另一个则可能不会。虽然克里斯汀没有骨质疏松症，但她比莎莉更容易患病，因为她年轻，并有更多时间流失骨质。

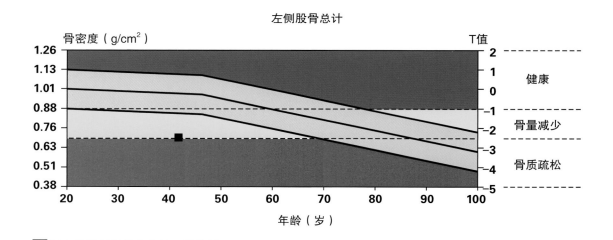

图6–8　股骨密度曲线图（例2）

其他危险因素

T值和Z值都是基于具有相似特征的人群的统计概率。然而，一个独特的个体，具有特定的基因构成和生活方式，这些也会影响风险。这就是为什么当医生考虑到骨折的风险时，会考虑到其他的因素。

年龄

年纪越大，就越有可能因骨质疏松症而骨折。随着时间的推移，日常磨损会使骨骼变得更加脆弱，并且不能耐受震动。

预测你的十年骨折风险

完成骨密度检查后，医生会将结果与健康史和体检期间收集的其他信息结合起来，以便准确推测骨折风险。

检查结果——主要是股骨颈的T值——以及其他信息被输入由世界卫生组织（WHO）开发的骨折风险预测简易工具（FRAX）。骨折风险预测简易工具用于骨密度降低（骨量减少）的患者，以确定谁应接受治疗。该工具会分析所提供的信息，以计算未来十年内发生骨折的可能性。

骨密度检查是诊断骨质疏松症的标准，但检查结果没有考虑其他因素，而这些对正确评估骨折风险很重要。这些因素包括种族、体重指数、既往骨折史、家族骨折史、用药、慢性病、吸烟和饮酒，居住地的位置也被考虑进骨折风险评估。世界不同地区的骨折概率差异很大。风险最高的国家包括挪威、冰岛、瑞典、丹麦和美国。风险最低的是土耳其、韩国、委内瑞拉和智利。

骨折风险预测简易工具的开发目的是帮助医生更好地识别和治疗骨折高风险人群。有了这个工具，医生可以根据骨密度检查结果确定哪些人不需要接受治疗。

虽然骨折风险预测简易工具有助于预测骨折，但它不能指出哪种治疗方法最适合降低骨折风险。医生在制订治疗计划时会考虑各种因素。

性别

美国约80%患有骨质疏松症的人是女性。女性患骨质疏松症的概率是男性的3倍。

身体骨架

身材矮小的人群一般具有较高的患骨质疏松症和随后发生骨折的风险，因为随着年龄的增长，骨质量往往较少。对于有厚重骨架的高大身材的人群而言，这些风险较小。

之前的骨折

如果某人已经在成人期有过骨折，那么即使没有骨质疏松症，他也有可能再次

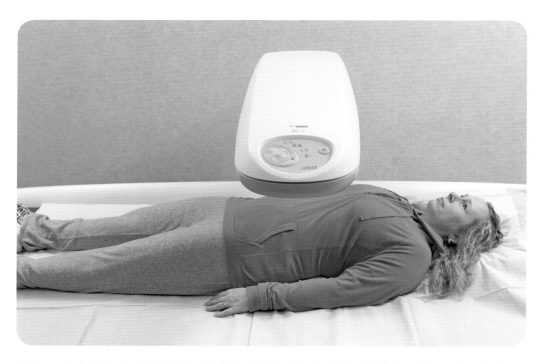

图6-9　确定风险　在确定个体骨质疏松症和骨折风险时，骨密度检查结果并不是唯一考虑的因素。生活方式和个人健康因素也很重要

发生骨折。对于男性和女性都是如此。

髋部骨折家族史

如果父母——无论是母亲还是父亲——有髋部骨折病史，这提示髋部骨折风险会增加。

吸烟

吸烟的人更容易患骨质疏松症和骨折。这是因为吸烟会干扰雌激素和睾酮的产生。吸烟还会干扰钙的吸收和重塑周期的骨形成部分。

酒精

由于酒精对造骨的成骨细胞有毒性，长时间过量饮酒会对骨骼造成伤害。慢性大量饮酒也会降低雌激素和睾酮的水平。

使用糖皮质激素

这些药物对骨骼特别有害。它们通过减缓骨形成来降低骨量，暂时加速骨吸收，并降低雌激素和睾酮水平。口服或静脉注射糖皮质激素超过3～6个月的个体患骨质疏松症和随后骨折的风险最大。吸入糖皮质激素的风险会低一些。

类风湿性关节炎

研究表明，患类风湿性关节炎会增加患骨质疏松症和骨折的风险。伴随类风湿性关节炎的关节损伤和活动受限会增加骨折风险。一些用于治疗疾病的药物也可能会损伤骨骼，这会增加患骨质疏松症的风险。

骨质疏松症的其他病因

继发性骨质疏松症是指某些疾病、外科手术或药物可以加速骨质流失和增加骨折的风险。其他可能影响骨质疏松症风险的疾病包括甲状腺激素过度产生（甲状腺功能亢进）、甲状旁腺激素过度产生（甲状旁腺功能亢进）、1型和2型糖尿病以及肝脏疾病。某些药物的长期使用也可能起一定作用。

当医生预测骨折风险时，他会考虑到可能增加骨折可能性的医疗情况和药物。有关骨质疏松症继发性原因的更多信息，请参阅第十二章。

综上所述

骨密度检查很重要，但请记住，它们不是决定骨骼健康的全部和最终目标。诊断骨质疏松症和骨折风险需要的比骨密度计得出的数字要多得多。在得出结论之前，请与医生讨论骨密度的检查结果。医生通过汇总所有的因素来创建一个完整的骨骼健康图像是很重要的。

第二部分

预防和治疗

第七章

制订行动计划

预防骨质疏松症永远不会太早，阻止病情进展永远也不会太迟。无论是预防还是治疗骨质疏松症，目标都是一样的：保持骨骼健康，降低骨折风险。此外，将要采取的保护骨骼的措施也是一样的。

理解自身在预防或治疗骨质疏松症中的作用对成功至关重要。这是因为许多行动都需要亲自参与。患者和医生一起努力想要制订一个行动计划，其中包括与饮食、运动和药物有关的关键措施。可以将行动计划看作为了保持骨骼健康"如何去做"的蓝图。

即使没有骨质疏松症，行动计划仍然很重要。一个好的计划可以大大降低患病风险。理想的情况下，预防从童年开始，并贯穿整个人生。早年累积的骨量越多，以后的日子里越不容易患骨质疏松症。

一生的强壮骨骼

一个成功的行动计划涉及有助于整体骨骼健康的几个要素。这些要素包括良好的营养 ——适量摄入钙和维生素D——定期体育锻炼，健康的习惯和行为，良好的姿势和谨慎使用药物。

当这些要素结合在一起时，它们相互支持和加强，帮助预防或治疗骨质疏松症，保持健康，并维持整体生活的质量。本章将讨论每个要素，来说明它们为什么对行动计划至关重要，以及它们与计划中的其他要素之间的关系。之后的章节将更详细具体地讨论每个要素，提供更多信息，并说明如何将与之相关的计划付诸实践。

在制订行动计划时，请参考以下目标：

· 最大限度地强壮骨骼。作为儿童或年轻成年人，重点是获得高的峰值骨量；作为老年人，目标是稳定现有的骨量。

· 预防骨折。由于钙和其他矿物质的减少而变弱的骨骼更可能发生骨折。

· 如果有骨折、弯腰驼背姿势和慢性疼痛的症状，进行缓解。

· 提高平衡能力和运动能力，并保持活力。

成功实现这些目标依赖于执行者对行动计划恪守承诺。要下决心去坚持这些日常的行动，并愿意改变一些行为。

同时，不必一个人去做这些。与任何慢性疾病一样，与专业人士以及家人和朋友保持良好关系也很重要。多个科室的医生可以帮助治疗或预防骨质疏松症，包括内分泌科医生、风湿科医生、全科医生、内科医生、妇科医生、康复科医生和整形外科医生。

通常自己的医生是最好的合作者，因为他了解患者，包括病史。在处理行动计划中的某些部分时，咨询营养师、理疗师或职业治疗师也很有用。

饮食和营养

良好的骨骼健康始于良好的营养。为了保持骨骼健康，需要均衡的饮食，包括充足的钙、维生素D和其他营养物质，以满足身体维持日常功能的所需。钙和维生素D是最大限度地保存骨量的必需营养素。

摄入充足的钙和维生素D可以降低老年人髋部和非椎骨骨折的风险。蛋白质和其他营养物质，如矿物质磷、钠和镁，也在保持骨骼强壮中发挥重要作用。

钙：基础

钙存在于身体的每个细胞中，尽管其中约99％存在于骨骼和牙齿中。因为钙是骨骼的主要成分，所以在整个生命过程中都需要足够量的矿物质以达到和维持峰值骨量。

钙也是心脏、肌肉和神经正常运作和血液正常凝结所需要的。血液中总是含有

从小开始

　　预防骨质疏松症的秘诀在于尽可能地帮助骨骼达到峰值骨量，从而让骨骼尽可能的强壮。在骨质增加的那些年——从童年到大约30岁——通过正确饮食和坚持锻炼，可以减少晚年自然发生的骨质流失的影响。

　　父母和祖父母可以帮助孩子养成有利于他们未来骨骼健康的习惯。首先要确保孩子获得充足的钙，年轻人的饮食中通常缺钙。整体营养的良好也很重要，一些年轻女性为了身材苗条而过度节食，丧失了宝贵的营养。低体重会使骨骼处于危险之中。相反地，研究表明年轻女性可以通过增加饮食中的钙摄入量来增加骨量。

　　许多儿童喜欢软饮料，但这些饮料不含钙。父母可以通过舍弃苏打水并提供牛奶或强化加钙果汁来帮助孩子。牛奶和果汁是美国儿童维生素、钙和镁的最主要来源之一。

　　父母和祖父母也可以提倡将身体活动作为家庭常规的一部分，无论是晚餐后游泳、打保龄球、独木舟之旅，还是打篮球或打网球。定期的身体锻炼对于塑造强壮的肌肉和骨骼至关重要。

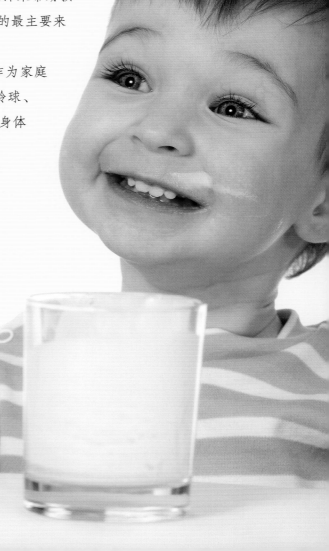

充足的钙也是很重要的。幸运的是，身体内置了保护措施，可以调节血液中的钙含量——既不会太少，也不会太多。

每一天，身体都会失去一些钙。它通过尿液和粪便排出，并有较少的部分通过汗液排出。这种持续的钙质流失意味着身体需要不断地补充钙质。

如果饮食中没有摄入足够的矿物质，甲状旁腺会释放甲状旁腺激素，从而刺激骨骼释放钙。骨骼会释放钙，以保持血液中的钙含量正常。如果长时间反复出现这种情况，骨骼会继续失去钙质，骨密度会下降。

对钙的需求

在儿童和青少年时期，骨骼迅速生长时，钙是必不可少的。与流行的观点相反，随着年龄的增长，对膳食钙的需求会增加——而不是减少。

这是因为随着年龄的增长，身体在吸收食物中的钙和维生素D以及保留肾脏中的钙方面的效率会降低。对于女性来说，绝经期雌激素水平的下降进一步降低了钙的吸收。此外，老年人更可能患有慢性疾病，并使用可能损害钙吸收的药物。所有这些变化都会给身体在维持血液中足够钙含量的机能上施加更大的压力，不幸的

成人每日钙推荐量

年龄	充足摄入量（毫克/日）	上限（毫克/日）
男性		
19～50岁	1000	2500
51～70岁	1000	2000
71岁及以上	1200	2000
女性		
19～50岁	1000	2500
51岁及以上	1200	2000

请注意，上限代表安全阈值——这不是应该达到的目标。如果超过上限，可能会增加与过量钙有关的健康问题的风险。

美国医学协会2010年发布

是，许多人没有摄入日常所需的钙。建议成年人每日补充1000～1200毫克钙，以保持骨骼强壮。典型的美国饮食提供的钙更少——大约600毫克——远低于推荐的成人水平。

最有可能摄取过量钙的人群是9～13岁的男孩和女孩、14～18岁的女孩、51～70岁的女性以及70岁以上的男性和女性。

研究人员列举了几种可能的缺钙原因。第一位的是人们现在吃乳制品吃得更少。苏打水、瓶装水和运动饮料通常替代了高钙的牛奶。有些人还因对牛奶中的糖（乳糖）不耐受而避开牛奶。或者他们认为牛奶会导致体重增加或痤疮等情况。另外，人们没有吃足够的水果和蔬菜，而其中正含有对骨骼健康很重要的维生素和矿物质。

增加饮食中钙的一种方法是知道哪些食物含有丰富的钙，并将它们纳入饮食中。获得足够钙的简单方法是每餐都要喝一杯牛奶，另一种方法是服用钙补充剂。这些主题以及良好营养的概述将在第八章中讨论。

不要过度补钙

尽管在饮食中摄入足够量的钙很重要，但如何摄取钙也很重要，而且摄入量不能太多。最近的一些研究表明，与不服用补充剂的人相比，服用钙补充剂的人群心脏病发作的风险可能会增加。然而，这些研究中实际的心脏病发作次数很少。

相比之下，研究人员没有发现膳食钙（食物和饮料中的钙）与心脏病发作风险之间有任何联系。事实上，钙摄入量越高，心脏病发作的风险就越小。

还需要进行更多的研究，医生才能确定钙补充剂对心脏病发作风险的影响。与任何健康问题一样，与医生交谈以确定在特定情况下的最佳状态非常重要。

维生素D：打开钙门

摄入的钙量不是塑造强壮骨骼的唯一的关键。身体必须在从食物中吸收了多少钙和排泄了多少钙之间保持平衡。

钙吸收发生在肠道，从食物中提取矿物质并将其移入血液中。钙的排泄主要通过尿液、粪便和汗液。吸收不良和排泄增加会破坏钙平衡并削弱骨质。

人体需要摄入维生素D。维生素D和钙一样对骨骼健康至关重要。它在通过增加

骨质疏松症预防与治疗

在妊娠和哺乳期间

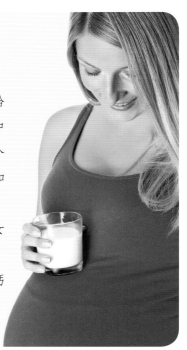

在妊娠期间，母亲的身体需要额外的钙以供给发育中的胎儿。为了获得额外的钙质，母亲从肠中吸收矿物质的能力增加了——大自然给母亲的一个妙招。在哺乳期，母亲的肾脏会保留钙质，为她和宝宝提供更多的矿物质。

由于身体的这些变化，对于孕妇和哺乳期妇女推荐的钙摄入量与所有同龄妇女的钙摄入量相同。尽管如此，如果是孕期，请与医生谈谈如何满足钙需求的问题。

小肠中钙的吸收来维持吸收—排泄平衡方面起着重要作用。将维生素D想象成开门的钥匙，让钙离开肠道进入血液。如果你没有摄入充足的维生素D，血液中循环钙的水平会下降。

当血液中的钙含量过低时，甲状旁腺激素会使骨骼释放更多的钙进入血液循环。这是不好的，因为这会减少骨骼中的钙含量。不断消耗骨骼中的钙可能会导致骨骼变弱。这就是为什么除了充足的钙以外获得充足的维生素D也是重要的。

维生素D的来源

大多数人的维生素D的主要来源是阳光。来自太阳的紫外线（UV）辐射刺激皮肤合成维生素D。有多达90%的维生素D供应来自阳光。

利用阳光转化成多少维生素D取决于许多因素，包括季节、居住的纬度、所在地区的日照量和空气污染程度、年龄、皮肤、肝脏和肾脏的状况、穿衣服的类型。

在室内使用防晒霜并长时间待在室内，尤其是在冬季，会使得一些人无法获得充足的维生素D。此外，在北半球的某些纬度地区，太阳辐射强度不足以使人们在冬季产生充足的维生素D。在这些情况下，当身体没有从太阳获得充足的维生素D

90

时，将取决于其储存的维生素D或膳食来源的维生素D。

只有少数食物天然富含维生素D。它们包括多脂鱼、鱼肝油、肝脏和蛋黄。在商店购买的牛奶通常也含有维生素D。

对维生素D的需求

在任何年龄都需要充足的维生素D。美国大多数婴儿和儿童能获得充足的维生素D，是因为它被添加到了牛奶中。尽管在青少年时期牛奶的消耗量通常会下降，但维生素D缺乏症在这个年龄组并不常见。这在老年人中更为常见，原因是：

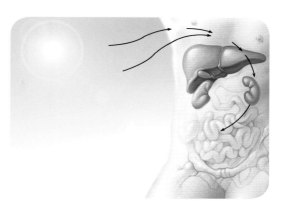

图7-1 身体如何产生维生素D 暴露在阳光下时，阳光中的紫外线会将皮肤中的化学物质转变为无活性的维生素D。某些食物中也含有无活性的维生素D。肝脏和肾脏对维生素D进行两次进一步的化学变化，激活维生素D。维生素D的活性形式有助于钙的吸收以维持骨骼健康

·老年人并不总能摄入充足的含有维生素D的食物和饮料，如牛奶。

·从饮食中吸收维生素D的能力往往随着年龄增长而下降。

·许多老年人在阳光下的时间较少，特别是在冬季的北半球。

·随着年龄的增长，皮肤合成维生素D的能力下降，肾脏、肝脏等器官在加工时效率可能会降低。

成人每日维生素D推荐量

年龄	充足摄入量（国际单位/日）	上限（国际单位/日）
1～3岁	600	2500
4～8岁	600	3000
9～70岁	600	4000
71岁及以上	800	4000

请注意，上限代表安全阈值——这不是你应该达到的目标。

美国医学协会2010年发布

为了确保从阳光中获取充足的维生素D，一些专家建议每周至少两次将面部、手臂和手暴露于正午的阳光下10～15分钟。该建议也须参考个人的皮肤敏感度。

暴露在阳光下时，许多因素会降低利用阳光产生维生素D的效率。这些因素包括防晒霜、透过窗户过滤的光、空气污染和冬季太阳辐射较弱。如果受到这些因素的影响，可以通过维生素D补充剂受益。服用类固醇药物如泼尼松或氢化可的松的人群可能需要补充额外的维生素D。

其他营养素和你的骨骼

钙和维生素D以外的营养素也会影响骨骼健康。

磷

磷对正常发育及维持骨骼和组织非常重要。它存在于大多数食物中，包括肉、家禽、鱼、蛋、乳制品、坚果、豆类和各种谷物。磷酸盐被广泛用于食品加工中。

近几十年来，美国饮食中磷的消耗量增加了约10%～15%，这主要是由于食品添加剂的使用量增加以及碳酸饮料的消耗。有人猜测，过量的磷可能会对骨骼产生不良影响，可能会增加骨密度降低的风险。

体重和骨质疏松症

我们大多数人都听说过超重的危险。除其他一些影响外，肥胖可能会使心脏病发作和中风的风险增加。但是太瘦也不健康，特别是当涉及骨骼时。饮食应该包括充足的热量来维持正常的体重。体重对骨量有很大的影响。它增加了骨骼负担，骨骼会因而变强来代偿。

非常瘦的女性有骨量减少、绝经时骨质流失过多以及骨折风险增加的风险。如果体重不足，应该要达到正常体重——既不太重也不太轻。如果体重或饮食有问题，请咨询医生或营养师。

钠

氯化钠是食盐中的主要成分，会增加尿液中钙的排泄。虽然不常见，但钠含量高的饮食可能会对血液中的钙平衡产生不利影响。大多数美国成年人的消耗量超过了建议的钠的每日限量2300毫克。

蛋白质

蛋白质是骨骼的组成部分之一，是建立和修复组织的必需物质。它也有助于骨折愈合，并且对身体免疫系统的正常运作是必需的。大多数美国人消耗的蛋白质量超过了推荐量。女性的推荐量为46克，男性的为56克。作为参考，在2杯牛奶中含有约16克蛋白质，0.09千克肉含有约21克蛋白质。

研究表明，高蛋白饮食可能会增加肾脏排泄的钙量。另外，低蛋白质饮食可能干扰肠内钙的吸收。含有中等量蛋白质的饮食可能是最好的。

下限？最好去吃均衡的饮食，包含推荐量的钙、磷、钠和蛋白质。这些营养素太多或太少都不利于健康。有关营养的更多信息，请参阅第八章。

身体活动

定期进行身体活动是预防或治疗骨质疏松症的行动计划中的另一个关键要素。研究表明，早期进行有规律的运动可以达到更高的峰值骨量。在成年期，运动可以帮助减缓骨质流失，保持身体姿势并有益心血管健康。锻炼还可以提高平衡能力、协调能力和肌肉力量，而所有的这些都可降低摔倒和骨折的风险。证据还表明，身体活动能改善肌肉功能。

活动塑造骨骼

骨骼是活的组织，可以强化——或变弱——与使用多少相关。对骨骼的需求越强，它会变得越坚固和密实。

当执行一个动作，例如打网球或跳跃后脚着地时，化学信使会指示手臂骨骼或腿骨准备好再次应对这种冲击。随着时间的推移，重复动作加强了骨骼的准备。

如果仔细观察网球运动员手臂的X光片，可以看到主力手臂的骨骼——拿着球拍手臂的骨骼——比另一手臂的骨骼更大更密实。相反，由于缺乏活动，卧床休息或以其他方式减少活动量的人会迅速丧失骨骼力量。

每一点儿活动都有帮助。积极活动包括日常生活中的所有动作。全天到处走动是有好处的。更好的是有组织的活动，可以包括散步或打高尔夫球。骨骼也受益于抗阻练习，通常包括使用重物的练习。

如果患有骨质疏松症或有风险，在开始锻炼计划之前，请与医生讨论哪些类型的活动更合适。这可能会需要避免或限制某些练习。第九章将更详细地讨论身体活动。

完善你的姿势

除了强化骨骼的活动之外，还需要包括那些有助于加强背部肌肉并改善姿势的活动。良好的姿势对于防止跌倒和避免过度弯背至关重要。

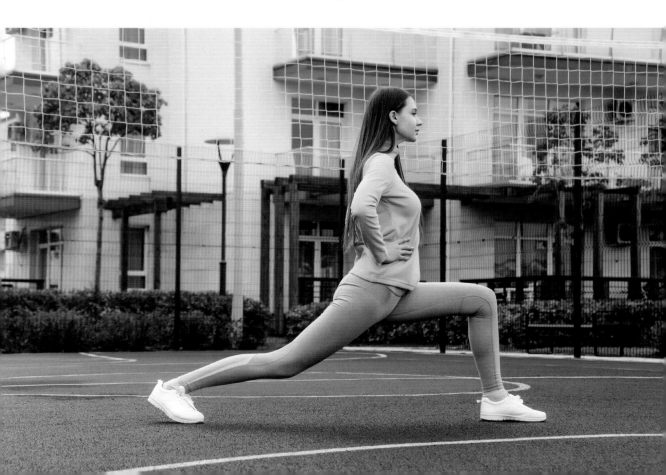

姿势是指不同身体部位相对于彼此的位置——无论是站立、坐着、躺着还是移动。良好的姿势可以让背部遵循脊柱的轻度S形曲线，并且对肌肉和关节只产生最小的压力。

了解如何正确地坐下、站立和移动可以帮助避免骨折并限制压缩性骨折引起的脊柱过度弯曲。有关良好姿势和正确移动方式的更多信息，请参阅第十一章。

药物

除了饮食和锻炼之外，药物通常是针对有患骨质疏松症的高风险人群和那些被诊断患有该病的人所开的处方。药物的主要目的是保持或增加骨密度并防止骨折。

大多数用于治疗骨质疏松症的处方药被称为抗骨吸收药物。该术语是指减缓或停止骨组织分解（再吸收）的活动。通过给骨分解加上刹车，抗吸收药物可帮助骨形成保持步调。这通常会使骨密度随着时间而增加。

促进新骨组织形成的药物也被作为处方。它们最常用于治疗女性和男性的严重骨质疏松症，包括那些骨折风险高并对其他治疗方式反应不佳的女性和男性。

有关药物的更多详细信息，包括正在研发中的药物，请参阅第十章。

健康的行为

除了均衡的饮食、体育锻炼和药物治疗，可能还需要将注意力转移到生活中会有害骨骼的其他方面。例如，戒烟和避免过度饮酒是治疗或预防骨质疏松症的重要措施。

避免吸烟

研究表明，吸烟会增加骨质流失的速度。吸烟的女性的雌激素水平低于不吸烟的女性。女性吸烟者也倾向于更早绝经，吸烟者倾向于更瘦。所有这些因素都会增加骨质疏松症和骨折的风险。

补充和备选疗法

迄今为止，没有特定的补充或备选疗法被证明对治疗骨质疏松症有效。获得充足的钙和维生素D是预防和治疗骨质疏松症的基石。钙和维生素D是唯——直被证明可以降低骨折率的补充剂。饮食来源是可取的，但许多人可能需要额外补充钙和维生素D，特别是如果他们没有吃充足的高钙食物也没有充分暴露在阳光下。

大豆异黄酮或依普黄酮也可以帮助预防骨质流失。依普黄酮是由异黄酮大豆苷元制造的半合成有机化合物。通过结合充足的钙和维生素D，大豆异黄酮和依普黄酮可有助于增加骨矿密度。许多草药也被宣传可治疗骨质疏松症，但没有足够的良好临床证据来支持它们的使用。

另一种可能有益的方法是练太极拳。研究表明，它可能是绝经后妇女维持骨密度的日常运动的安全可选方案。太极拳是起源于中国的一门武术，包括缓慢而温和的身体动作以及深呼吸和沉思。太极有时被称为"动静"。太极的好处与日常运动类似。不过太极拳也可改善平衡能力以降低跌倒的风险。

研究表明，对于经历过一个或多个脊椎骨质疏松性骨折的骨质疏松症患者，例如生物反馈、冥想和放松技术等治疗可能有助于治疗伴随这种骨折的慢性疼痛。第十四章讨论了治疗慢性疼痛的各种方法。

如果患有骨质疏松症，请谨慎处理可能会使病情恶化的补充疗法——按摩。这种疗法不被推荐，因为它可能会导致或加重脊椎骨折。在尝试任何形式的脊柱手术之前，最好与医生交流一下。

如果正在考虑任何补充或备选疗法，尽可能多地收集有关治疗的信息，把信息带到下次就诊时，并寻求医生的建议。

避免过度饮酒

研究表明，摄入超过中等量的酒精——定义为65岁及以下的男性每日不超过2杯，65岁以上的男性和女性每日饮用1杯——会加速骨质流失，降低身体吸收钙的能力。酒精会影响调节钙水平的激素，减少新骨的形成。因为跌倒的风险会增加，过度饮酒的人也更容易发生骨折。

迎接挑战

本章描述的所有要素，包括饮食、身体活动、正确姿势、药物和健康行为，都可以帮助保持骨骼强壮并预防骨折。每个要素都是有助于处理健康的一个重要方面。然而，没有单独的要素本身足以预防或治疗骨质疏松症——每种要素与其他要素叠加效果最好。

以下章节为实施行动计划提供了实际建议。通过积极主动参与健康活动，可以享受到更加积极和充实的生活。

第八章

有益骨骼健康的饮食

像任何活的组织一样，骨骼也需要营养用于生长和维持。大多数营养物质不是由人体合成的，而是必须通过食物提供。饮食中缺乏营养物质会导致生长发育不良、骨骼变弱及其他疾病。换句话说，饮食越好，健康状况就越好。而且骨骼越强壮，患上骨质疏松症的可能性就越小。

钙和维生素D因其在预防和治疗骨质疏松症中的作用而受到最多关注。但其他营养物质在确保骨骼健康方面也起到了支持作用。它们包括矿物质镁、钾和氟化物，维生素C、维生素K和维生素A，以及被称为植物化学物质的有抵御疾病作用的植物提取化合物。还有证据表明，监测热量摄入量并保持健康体重可以预防骨质疏松症或降低患病风险。

上一章探讨了如何制订预防或治疗骨质疏松症的行动方案，本章将探讨有关良好营养的基础知识以及确保饮食能最大限度有益骨骼健康的实用方法。

简而言之，要确保营养良好

多样的食物不仅是生活的调节剂，也是健康饮食的基础。没有单一的一种食物可以提供身体所需的全部营养。吃多种食物可以确保人体获得所需的营养，达到健康的体重，保持身体健康和骨骼健壮。

实现和维持健康饮食的简单方法是遵循基本营养指南。营养指南可以促进食物选择的多样、平衡和适度。关于健康饮食的主要建议一般总结如下：

· 多吃蔬菜、水果和全谷物。

· 限制蛋白质和脂肪的摄入。

· 选择富含钙质的食物。

· 限制糖、盐和含磷添加剂的摄入。

· 限制酒精和咖啡因的摄入。

多吃蔬菜、水果和全谷物

研究表明，多吃蔬菜和水果并减少肉类蛋白质的摄入，可以改善骨骼健康状况。在日常饮食中要选择各种蔬菜、水果和全谷物。这些食物的热量和脂肪含量通常较低，所以不必担心吃得过多。水果和蔬菜也含有丰富的纤维、必需的维生素和矿物质以及植物化学成分，这些物质可有助于预防各种疾病，包括骨质疏松症。

每天需要吃4份或更多的蔬菜以及3份或更多的水果。最好吃新鲜蔬果，而不是加工后的食品。因为不同的水果和蔬菜提供不同的营养物质，所以种类至关重要。水果和蔬菜是镁、钾及维生素C、维生素K和维生素A的极好来源。所有这些营养物质在维持骨骼健康方面发挥着作用。

每天也需要吃4～8份谷物——谷类、面包、米饭和面食。这些大概相当于0.17千克。如果想限制热量，可以少吃。尽可能选择全谷物，因为它们比精制谷物含有更多的营养物质，特别是镁和膳食纤维。人们还可能正在吃一些没有意识到的谷物，如燕麦片和爆米花。

限制蛋白质和脂肪的摄入

对于骨骼健康——一般而言身体健康——吃精制蛋白质很重要。最好的选择包括植物蛋白，如豆类和坚果，以及鱼类、去皮的家禽和瘦肉。植物蛋白富含维生素、矿物质和类似雌激素的植物化合物，有助于保护骨骼。

尽量将来自所有饮食来源的蛋白质总量限制到每日0.14～0.17千克。摄入过多或过少的蛋白质与骨质流失均有关。另外，如果摄入蛋白质太多，那就不太可能吃到更有益健康的水果、蔬菜和全谷物。

至于脂肪，饮食中需要一些，以便身体能正常运作。但过多的脂肪或错误的

营养素与骨骼健康

营养素	在骨骼中的作用	食物来源包括
钙	骨骼中的主要矿物质	牛奶、酸奶、奶酪、青萝卜、芥蓝、甘蓝、甜菜、菠菜、红豆、白豆、大豆
维生素D	对吸收食物和补充剂中的钙很必要	营养强化牛奶和谷物
钾	足量的钾有助于防止尿中钙流失	蔬菜、水果
维生素K	与骨形成有关	深绿色叶类蔬菜、水果和某些植物油
维生素C	摄入不足与低骨密度有关	柑橘类水果和果汁、辣椒、西蓝花、番茄及绿叶蔬菜
维生素A	对骨骼重塑（自然的骨骼"循环"）很必要	深色（橙色或红色）水果和蔬菜
镁	足量摄入与更高骨密度有关	豆类、蔬菜、坚果、种子、水果、粮食、鱼类和奶制品
磷	平衡需要；摄入过多磷和过少钙会导致身体的骨丢失	成分上低钙高磷的食物和饮料，包括碳酸可乐饮料和加工食品如薯片、裹有面包屑的食物和即食调味酱
钠	导致尿中钙流失；需要更多的钙弥补流失	加工食品，如腊肉、腌制食品、罐装咸味汤、罐装蔬菜、快餐、薯条等

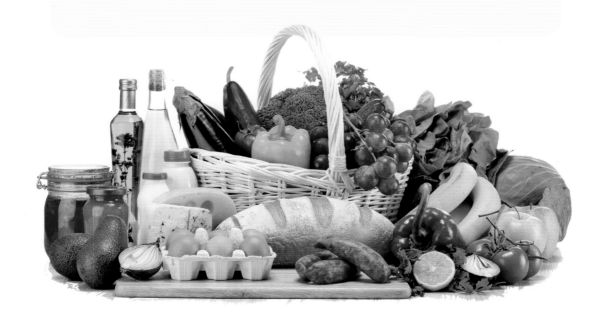

种类会对健康产生负面影响。在所有食物中，脂肪含有最多的热量。这就是健康专家建议吃低脂食物的原因。身体脂肪含量高的人的骨骼往往比正常体重的人的骨骼强壮。但是，这不是超重的理由。还有很多其他的理由让人们想要保持健康的体重。

当饮食中包含脂肪时，最好的种类是单不饱和脂肪，包括菜籽油、橄榄油以及由它们制成的涂抹酱和调味品。然而，即使是这类脂肪也应该限量食用。

选择富含钙质的食物

大家知道当谈论到骨骼健康时，钙是重中之重。但是如果像大多数人一样，可能没有摄入充足的钙。典型的美国饮食每日提供少于600毫克的钙，但对于大多数成人推荐的每日摄入量是1000～1200毫克或更多。

增加钙摄入量的一个明显方法是在饮食中加入更多的高钙食物。牛奶和其他乳制品，如酸奶和奶酪，是钙质最丰富的食物来源。可以选择含有与高脂产品含相同量钙的无脂或低脂品种。牛奶还含有维生素D，一份牛奶含有约125国际单位的维生素D。

乳制品不是唯一富含钙的食物，其他来源也有很多。然而，用乳制品满足钙需求比其他食物更容易。例如，1杯牛奶含有与约4～5杯西蓝花相同量的钙。如果不能或不愿吃乳制品，可能需要在饮食上更加努力，以确保摄入充足的钙。

如果对牛奶消化不良，可以通过食用无乳糖牛奶产品和钙强化营养食品或服用钙补充剂来满足你的钙需求。

研究表明，含钙丰富的食物比钙补充剂对人体更好，因为含有钙的食物通常还包含其他重要的营养物质。例如，牛奶还提供蛋白质、维生素A、维生素D、维生素B$_{12}$、镁、核黄素、钾和锌。膳食钙可以降低高血压和肾结石的风险，但钙补充剂没有这种效果。

许多食物中添加了钙，如早餐麦片、面包、意大利面、米饭、煎饼和华夫饼制品、果汁、大豆和杏仁饮料。查看食品标签可以确定这些食品的营养成分。

增加你的钙摄入量

现在知道了哪些食物含钙量高，那么就想办法让这些食物成为日常饮食的一部分。尝试在每餐至少吃一份富含钙的食物。一天三份可以提供多达900毫克的钙，以达到每日1000~1200毫克的目标。请参考以下建议：

· 向三明治中加入0.03千克（一片或两片）瑞士奶酪，这样增加了200毫克钙。

· 用低脂牛奶代替水做汤。一份2杯量的汤可提供约300毫克的钙。

· 用低脂牛奶代替水冲泡燕麦片——将1/2杯低脂牛奶加入一包燕麦片中，可提供约150毫克钙。强化加钙燕麦片还提供另外100毫克钙。

· 不要使用含有很少钙和大量脂肪的酸奶油，而是将蔬菜和水果蘸无脂酸奶食用。大多数品种的纯酸奶每0.23千克的一杯至少含有450毫克钙。

· 以下每一杯中含有约100~250毫克钙：煮熟的蔬菜（青萝卜、芥蓝、甘蓝、甜菜或菠菜），秋葵，豇豆和白豆。

你摄入了多少钙

如果饮食中不是每日都能有含钙丰富的食物，那么通常算起来约每日摄入200~300毫克的钙。计算一下每日钙摄入量的话，假设从这些非乳制品来源获得约250毫克钙，每吃一份乳制品再加300毫克钙。一份乳制品通常相当于大约1杯牛奶，0.17千克普通酸奶或钙营养强化果汁，或0.04千克硬奶酪。然后再加上任何营养补充剂中含有的钙含量。

下面是一位女性的例子，她每天只喝牛奶泡麦片。但因为她也服用钙补充剂，所以她能达到推荐的每日钙摄入量：

· 非乳制品来源：250毫克；

· 乳制品（半杯牛奶）：150毫克；

· 一份钙补充剂：600毫克；

总钙量：1000毫克。

·制作冰沙时，用1/2杯低脂牛奶或酸奶代替水或使用1/2杯加钙橙汁代替普通果汁来提高钙含量。也可以混入一大勺麦芽粉（60毫克钙）或黑糖浆（170毫克钙）。

·可以为普通食物添加钙。在一盘煮熟的菠菜上加上鸡蛋或鱼就可以提供约250毫克的钙。或者用3勺杏仁酱装饰蔬菜或鱼，就可加入65毫克的钙。

·许多大豆食物是钙的重要来源。这些还包括毛豆，在日本被称为"新的大豆"，和其他冷冻蔬菜一样在超市里很常见，一杯含有约260毫克的钙。硬豆腐可用来代替肉类、家禽或鱼类，每1/2杯含860毫克的钙。大豆坚果零食，就是干的大豆，1/3杯含有约50毫克的钙。

烹饪时，切记不要将牛奶加入热的食材里，因为牛奶容易烧焦。相反，向牛奶中逐渐加入热的食材，然后整个混合起来温度就升高了。大多数含有牛奶的食谱也可以在不被烧焦的情况下在微波炉或双锅炉中完成。当使用酸度高的食材时，应逐渐添加到牛奶中，而不是反过来。

钙补充剂

如果饮食中没有充足的钙，可能需要钙补充剂来弥补所缺乏的。对绝经后女性通常推荐服用钙补充剂，因为补充钙可以降低骨质流失率。

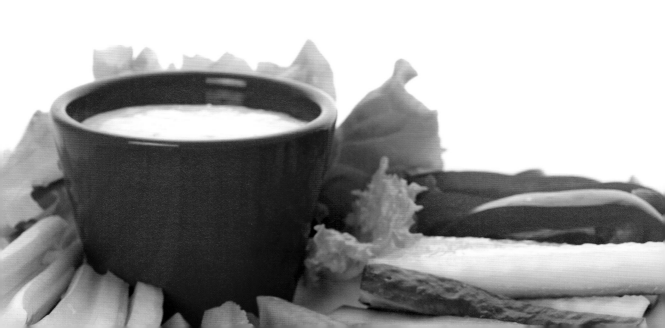

类型

钙补充剂中使用了不同种类的钙化合物，每种化合物含有不同量的矿物钙——称为元素钙。常见的钙补充剂可能被标记为：

- 碳酸钙（40%元素钙）；
- 柠檬酸钙（21%元素钙）；
- 葡萄糖酸钙（9%元素钙）；
- 乳酸钙（13%元素钙）。

钙补充剂的两种主要形式是碳酸盐和柠檬酸盐。碳酸钙是最便宜的，因此通常是很好的首选。补充剂中的其他钙形式包括葡萄糖酸盐和乳酸盐。

另外，一些钙补充剂还会与维生素和其他矿物质结合。例如，一些钙补充剂也可能含有维生素D或镁。查看成分列表，看看钙补充剂是哪种形式的钙，以及它可能含有的其他营养物质。如果有任何健康或饮食方面的问题，这些信息非常重要。

选择钙补充剂

要确定哪种钙补充剂最合适，请考虑这些因素。

含钙量

元素钙是关键，因为它是补充剂中钙的实际含量。这是你的身体吸收来用于骨骼生长和其他健康作用的。补充剂成分标签有助于确定一次服用多少钙。例如，碳酸钙是40%的元素钙，所以1250毫克的碳酸钙含有500毫克的元素钙。确定一份中含有多少钙时，请务必注意分量。

耐受性

钙补充剂很少会导致副作用。但有时会出现副作用，包括排气、便秘和腹胀。一般来说，碳酸钙是最容易导致便秘的。可能需要尝试一些不同品牌或类型的钙补充剂，才能找到最合适的产品。

钙的食物来源

食物	量	热量（卡路里）	钙（毫克）
乳制品			
酸奶，普通，低脂	1杯	155	450
酸奶，加水果，低脂	1杯	225	313
牛奶，脱脂	1杯	80～100	300
牛奶，低脂（2%）	1杯	120	295
牛奶，脱脂，干粉*	1/3杯	80	285
牛奶，全脂	1杯	150	275
酸奶，冷冻，低脂	1杯	150～200	215～295
布丁，加脱脂牛奶	1杯	240	200
冰激凌（10%脂肪）	1杯	275	170
奶酪			
里科塔奶酪，部分脱脂牛奶	1杯	340	675
美国奶酪，加工后	0.03千克	105	225
瑞士奶酪	0.03千克	105	205
切达奶酪	0.03千克	115	205
马苏里拉奶酪，部分脱脂牛奶	0.03千克	85	205
农家奶酪，通常来自全脂牛奶	1杯	220	190
农家奶酪，低脂（来自1%牛奶）	1杯	165	140
农家奶酪，脱脂	1杯	105	125
鱼和贝类			
沙丁鱼，罐装，带鱼骨	0.09千克	180	325
三文鱼，罐装，带鱼骨	0.09千克	120	215
虾	0.09千克	85	75
鲱鱼，腌制	0.09千克	225	65
水果			
橙汁，强化加钙	1杯	120	350
橙子	1个中等大小的	65	60
木瓜汁	1杯	60	30

*1/3杯奶粉可冲泡1杯液体牛奶。

美国农业部营养数据库2013年11月26日发布

食物	量	热量（卡路里）	钙（毫克）
蔬菜			
大黄（加糖，煮熟或冷冻）	1杯	280	350
大豆，绿色（煮熟）	1杯	255	260
芥蓝，芥菜	1杯	65	270
菠菜（新鲜，煮熟）	1杯	40	240
豇豆，或豌豆	1杯	160	210
萝卜叶（新鲜，煮熟）	1杯	30	200
白菜（煮熟）	1杯	20	160
秋葵（新鲜）	1杯	35	125
豆子，大北方的，白色	1杯	210	120
瑞士甜菜（煮熟）	1杯	35	100
甘蓝（冷冻，煮熟）	1杯	35	95
西蓝花（新鲜，煮熟）	1杯	55	60
胡萝卜（煮熟）	1杯	55	50
西蓝花（生的）	1杯	30	45
其他食物			
豆腐（豆腐脑），强化加钙	1/2杯	185	860
杏仁奶	0.03千克	90	450
豆奶，强化加钙	1杯	105	300
西红柿汤，加牛奶	1杯	140	175
黑蔗糖浆	1大勺	60	170
奶酪比萨饼，0.68千克	1片	220	145
通心粉和奶酪，干拌	1杯	375	125
鹰嘴豆泥	1杯	410	95
葵花子	0.03千克	165	20
花生，烤制	0.03千克	165	15
腰果，油烤	0.03千克	165	15
谷物，强化加钙		查看谷物包装上的标签	

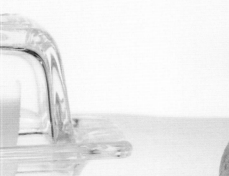

✖ 有益骨骼健康的膳食

以下是营养师开发的两个示例菜谱，可提供每日钙的推荐需求量。

菜谱强调全谷物、蔬菜、水果和低脂乳制品。这样搭配有助于提供大量的钙和其他营养物质。每天的菜谱基于2000卡路里的热量，来自脂肪的热量不超过30％。钠也限制在每天2300毫克及以下。

菜谱1

早餐

1杯全麦麦片，上面盖上半个桃子

2片全麦吐司

2勺软人造黄油

1杯脱脂牛奶

午餐

地中海风味火鸡三明治：0.03千克火鸡、0.03千克部分脱脂马苏里拉奶酪、1/2番茄切片和1勺香蒜酱放在2片全麦面包上

1个新鲜苹果

1杯新鲜蔬菜：生的小胡萝卜、芹菜棒和西蓝花

1/4杯无脂农家奶酪（蘸料）

0.23千克蔓越莓汁

晚餐

0.11千克烤鲑鱼排

1/2杯（3个小的）烤新鲜土豆

用羊奶酪和杏仁调味的菠菜

1个人造黄油全麦卷

1大勺蜂蜜

1杯脱脂牛奶

零食（随时）

3杯爆米花

菜谱1营养分析

食物分量

谷物/碳水化合物：9

水果：4

蔬菜：4

蛋白质/乳制品：5

脂肪：4

甜食：1

每个菜谱的营养物质含量

卡路里：1950

脂肪（克）：51

饱和脂肪（克）：14

胆固醇（毫克）：130

钠（毫克）：2300

钙（毫克）：1150

菜谱2

早餐

煎蛋卷：1个鸡蛋、2个鸡蛋的蛋清、0.04千克低脂切达奶酪、1/4杯切碎的洋葱和1/4杯切碎的番茄、1勺玉米油

1个小的玉米面松饼

2勺水果酱

0.17千克钙强化橙汁

含低脂牛奶的无咖啡因咖啡

午餐

野生稻米汤（见第110页的食谱）

8块小麦饼干

切片番茄加1杯黄瓜，撒上莳萝

3/4蓝莓

1杯无脂酸奶

花草茶或其他无热量饮料

晚餐

烤鸡肉和蔬菜烤串：用菠萝汁腌制0.09千克鸡肉，穿起并烤制鸡块、甜椒、樱桃番茄和1/2杯菠萝块。

2/3杯糙米，撒上荷兰芹

2杯春季绿色蔬菜加上1/2杯橙子块和少量油醋酱

绿茶或其他无热量饮料

零食（随时）

0.06千克（1/2杯）无盐椒盐卷饼

1/2杯普通酸奶配莳萝（蘸料）

菜谱2营养分析

食物分量

谷物/碳水化合物：7

水果：4

蔬菜：6

蛋白质/乳制品：7

脂肪：3

甜食：1

每个菜谱的营养物质含量

卡路里：1800

脂肪（克）：40

饱和脂肪（克）：12

胆固醇（毫克）：300

钠（毫克）：1535

钙（毫克）：1400

▣食谱

野生稻米汤

6人份（每份约3/2杯）

1大勺人造黄油

1/2杯洋葱切丁

1杯芹菜切块

1又1/2杯蘑菇切片

1/2杯火鸡肉丁

1/4杯面粉

4杯低钠鸡汤

1/4杯无脂奶粉

1/2杯脱脂牛奶

1又1/2杯煮熟的野米

黑胡椒粉调味

将洋葱、芹菜、蘑菇和火鸡用人造黄油炒熟，加入面粉并搅拌均匀；加入鸡汤、奶粉和脱脂牛奶，不断地搅拌；加入煮熟的野生稻米，继续炖，用黑胡椒粉调味。

营养分析

食物分量

谷物/碳水化合物：1/2

蔬菜：1/2

蛋白质/乳制品：1/2

脂肪：1

每份营养物质含量

卡路里：150

脂肪（克）：4

饱和脂肪（克）：1

胆固醇（毫克）：15

钠（毫克）：165

钙（毫克）：75

巧克力里科塔奶酪慕斯

6人份（大容量的1/2杯分量）

0.09千克不加糖巧克力，熔化

0.45千克部分脱脂的里科塔奶酪

1勺香草

1/3杯蜂蜜

将熔化的巧克力、里科塔奶酪、香草和蜂蜜在搅拌机或食品加工机中混匀，直至非常顺滑。将混合物倒入甜点杯中并冷却。用新鲜的成熟草莓、几个覆盆子、一个橙子或猕猴桃切片装饰每份上桌。

营养分析

食物分量

蛋白质/乳制品：1

脂肪：2

每份营养物质含量

卡路里：235

脂肪（克）：13

饱和脂肪（克）：4

胆固醇（毫克）：23

钠（毫克）：105

钙（毫克）：220

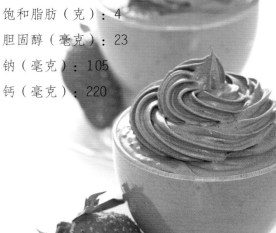

热带冰沙

4人份

1杯轻质无脂香草酸奶

1杯加钙橙汁

1根香蕉

1/2杯碾碎不加糖的菠萝

将所有配料放入搅拌机中，混合直到顺滑然后上桌。为了制作更浓厚、更冰爽的冰沙，可在混合之前先冷冻香蕉和菠萝。

营养分析

食物分量

水果：1又1/2

蛋白质/乳制品：1/2

每份营养物质含量

卡路里：120

脂肪（克）：微量

饱和脂肪（克）：微量

胆固醇（毫克）：微量

钠（毫克）：30

钙（毫克）：195

用羊奶酪和杏仁调味的菠菜

6人份（大容量的1/2杯分量）

1/4杯杏仁碎片

1勺特级初榨橄榄油

1个大蒜瓣，切碎

4根大葱或绿色花园洋葱带叶，切碎

0.68千克菠菜，将茎去除并在冷水中几次充分洗净少量的水

现磨黑胡椒

在室温下将0.11千克低脂奶酪弄碎

柠檬片

在中等热度下，在炒锅中烤炒杏仁，直至略带褐色并发出香气，放在一边冷却。在同一个锅里热油，加入大蒜和葱，小火煮15～20秒，注意不要让大蒜变褐色。加入菠菜和一点水，盖上盖子煮约1分钟。菠菜会迅速萎缩。将黑椒、羊奶酪碎屑和烤杏仁放在上部，用柠檬装饰并上桌。

营养分析

食物分量

蛋白质/乳制品：1/2

脂肪：1

蔬菜：2

每份营养物质含量

卡路里：140

脂肪（克）：9

饱和脂肪（克）：2

胆固醇（毫克）：15

钠（毫克）：300

钙（毫克）：190

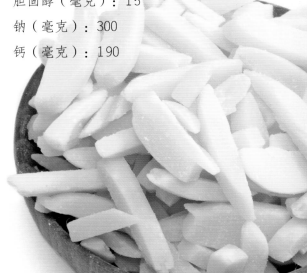

关于牛奶的一些说法

喝牛奶吗？有些人会回应说："决不。"像许多食品一样，牛奶也被人们批评。对牛奶持怀疑态度的人们表示担忧牛奶和其他乳制品的健康性和安全性。以下是关于牛奶的一些常见误解：

它会让人变胖。为了限制脂肪和热量，一些人不必要地排除了所有乳制品。牛奶与身体脂肪之间的关联是有争议的；然而，日常食用低脂牛奶、酸奶和奶酪可以作为减肥饮食的一部分。

它会导致过敏。牛奶过敏通常是指对牛奶中某些成分如蛋白质酪蛋白的反应。牛奶过敏并不常见。大约1%~3%的儿童会对牛奶过敏，这种情况在他们长大到3岁时通常会消失。在成人中，牛奶过敏更为罕见。另一方面，乳糖不耐受相当普遍，但大多数患有这种不耐症的人可以在不出现症状的情况下食用少量的牛奶或乳制品。

它含有很多抗生素和激素。在动物食品中使用抗生素和激素是有争议的。美国食品和药物管理局已批准它们，以及使用牛生长激素（bST）促进奶牛生产牛奶。这种激素天然存在于牛奶中，对人体无生物活性。即便如此，你也可以购买没有使用牛生长激素的奶牛生产的牛奶，这些牛奶包装上贴有表明这种情况的标签。

它削弱了骨骼。科学研究表明，牛奶和乳制品是强壮骨骼的重要营养来源。例如，几项随机对照临床试验——医学研究的黄金标准——食用乳制品都显示出对骨骼健康有显著的积极作用。

由于这些误解，许多人不去食用牛奶和乳制品。不幸的是，他们这样做是剥夺了自己可能享用提供重要营养物质的食物，尤其是钙。

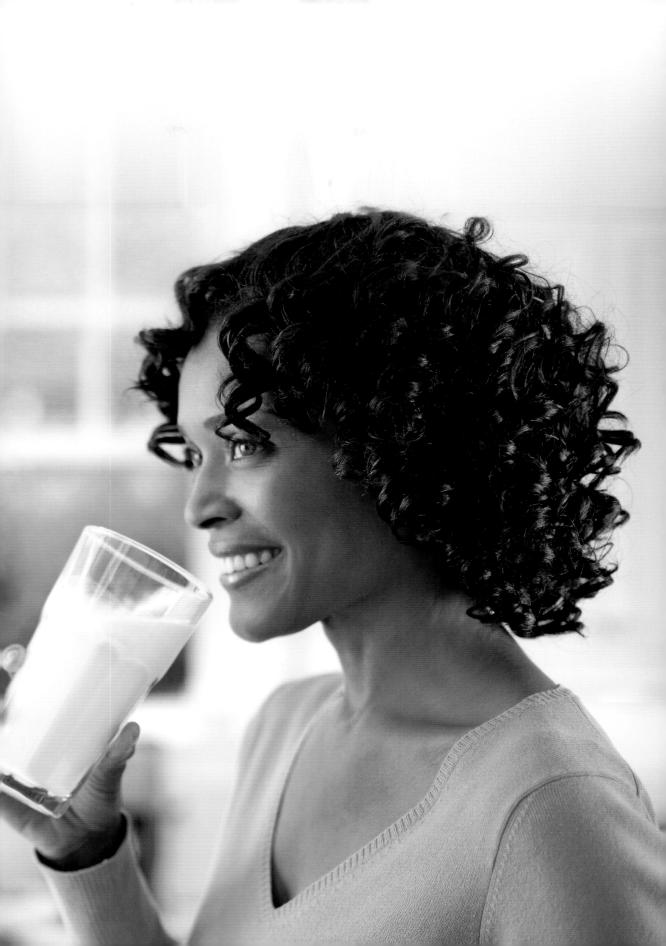

与处方药物的相互作用

钙补充剂可以与许多不同的处方药物相互作用，包括降血压药物、合成甲状腺激素、双膦酸盐、抗生素和钙通道阻滞剂。向医生或药剂师咨询可能的相互作用以及哪种钙补充剂可以服用。

质量和成本

制造商有责任确保补充剂是安全的并且声明是真实的。一些公司的产品可能由美国药典委员会（USP）或消费者实验室（CL）独立进行测试。带有USP或CL缩写的补充剂符合质量、纯度、效果和片剂分解或溶解的自发行业标准。不同类型的钙补充剂的成本是不同的。

补充剂剂型

钙补充剂有多种剂型，包括片剂、胶囊、咀嚼片、液体和粉末。如果吞咽药丸困难，可能需要咀嚼片或液体的剂型。

乳糖不耐受

有时牛奶或冰激凌会让你的胃不舒服吗？你可能患有乳糖不耐受——无法充分消化牛奶（乳糖）和其他乳制品中的糖分。乳糖不耐受的体征和症状可能包括腹胀、绞痛、排气、腹泻和恶心。摄入含有乳糖的食物后，不适通常会在30分钟至2小时后开始。

如果你有乳糖不耐受，也仍然需要钙。你可能不需要完全放弃乳制品。许多患有乳糖不耐受的人可以在一顿饭饮用一杯牛奶然后顺利消化。而不能耐受牛奶的人通常对硬奶酪、酸奶和乳糖减量的牛奶没有反应。还有可以购买的片剂或滴剂，可以咀嚼或添加到牛奶中以提高对乳糖的耐受性。

如果你不喜欢食用乳制品，你可以用加钙强化食品和钙补充剂满足你每天的钙需求。

吸收性

钙必须能够被人体吸收才有效。在进餐时服用小剂量（500毫克或更少）时，所有品种的钙补充剂都会被更好地吸收。当吃或不吃食物时，柠檬酸钙能同样地被吸收，并且对低胃酸（在50岁以上的个体中更常见，或者在服用胃酸阻滞剂的情况下）、炎症性肠病或吸收障碍的患者推荐使用。

补钙风险

钙补充剂并非适合每个人。例如，如果由于某些原因导致血液中有过量的钙（高钙血症），就应该避免使用钙补充剂。如果不确定钙补充剂是否合适，请咨询医生。

虽然还不十分明确，但是钙补充剂和心脏疾病之间可能存在联系。补充剂中的钙可能会进入动脉中的脂肪斑块，导致斑块变硬并增加心脏病发作的风险。需要进行更多的研究，医生才能了解钙补充剂对心脏病发作风险的影响。

关于钙和前列腺癌也有类似的争议。一些研究表明，从乳制品和钙补充剂摄入高钙可能增加患前列腺癌的风险，而另一项更近期的研究显示患前列腺癌风险没有增加。

与任何健康问题一样，请咨询医生以确定合适的方案。

太多的钙

膳食钙通常是安全的，但更多不一定更好，过量的钙不能提供额外的骨保护。事实上，如果饮食和补充剂中的钙含量超过了可耐受的上限，可能会增加某些疾病的发病风险，如肾结石、前列腺癌和便秘等。过多的钙也会导致血管中钙的积累以及铁和锌的吸收受损。

如果服用钙补充剂并吃加钙强化食品，可能会获得比你意识到的更多的钙质。查看食物和补充剂的标签，以确定每天摄入多少钙。应该达到每日建议量但不超过建议量的上限。

钙补充剂的例子

钙补充剂	每片的元素钙含量 （毫克）	提供约500毫克元素钙 所需片数
碳酸钙（40%元素钙）		
Calcid	200	$2\frac{1}{2}$
Extra Strength Rolaids	270	2
Miralac	420	$1\frac{1}{4}$
Os–Cal 500+D	500	1
钙尔奇D	600	1
柠檬酸钙（21%元素钙）		
柠檬酸钙通常加维生素D	250	2
柠檬酸钙加骨密度增强剂	300	$1\frac{2}{3}$
三盐基磷酸钙（39%元素钙）		
Posture–D	600	1

要避免的食物

除了研究什么类型的食物和食物成分对骨骼有益之外，研究人员还发现了可能伤害骨骼的食物成分。有些食物和饮料要避免或只食用少量。

限制糖、盐和含磷添加剂的摄入

含有加工过程中添加的糖类的食品通常会提供大量的热量、添加剂和防腐剂，但维生素、矿物质和其他营养物质很少。出于这些原因，饮食指南一般建议限制加工食品和饮料的食用。

在美国，饮食中添加糖的头号来源是软饮料。美国大约有一半人口在任何一天都饮用糖饮料。碳酸饮料是消耗最多的饮料，平均每人每年消耗169.2升。

大多数美国人也摄入了太多的盐。建议的每日量为2300毫克，相当于约1勺盐。大部分盐都在加工食品中。研究表明，高血钠与高血压有关。另外，当排尿时，过多的盐会增加身体排泄的钙的量。

磷酸盐形式的磷用作许多加工食品的添加剂，例如热狗、鸡块、薯片、加工过的干酪和涂抹酱、即食肉汁、调味酱、馅料和布丁、冷冻面包屑产品和可乐饮料。饮食中磷含量太多会干扰小肠对钙的吸收。

要限制摄入糖、盐和磷酸盐添加剂，请留意在商店购买的加工食品上的标签。

限制酒精和咖啡因的摄入

酒精供应热量，但营养物质很少。由于很多原因，过量饮用会有害健康，有些人根本不应该饮酒。如果饮酒，那么请适量饮酒。用餐时饮酒也会减慢钙的吸收。

每天饮用一至两杯以上的酒精饮料会加速骨质流失，降低身体吸收钙质的能力。用餐时饮酒可减缓钙的吸收。准备怀孕或已经怀孕的女性根本不应该饮酒。

咖啡因可以导致排尿过程中钙流失的轻微增加，但是其中潜在的有害作用大部分是由于含咖啡因的饮料经常替代更健康的饮料，例如牛奶。摄入中等量的咖啡因——每天约2~3杯咖啡——只要饮食中含有充足的钙，就不会伤害骨骼健康。可以通过在每杯中加入适量牛奶来帮助抵消饮用咖啡所造成的钙损失。

第九章

保持活跃

像身体的其他部分一样，骨骼也依靠运动成长。这就是为什么活动和锻炼对骨骼健康有益。在童年期，定期的身体活动会增加骨量。它可以帮助保持年轻成年人的骨密度。随着年龄的增长，它可以帮助抵消骨质流失。身体活动也有助于改善姿势和平衡能力，从而降低跌倒的风险。除了对骨骼的好处之外，活动使身体保持健康和强壮，并且可以提供更多的能量。

本章将指导读者走向更活跃的生活方式。下面介绍的练习旨在增强骨骼，同时最大限度地降低骨折风险。无论年龄或身体状况如何，定期进行身体活动都会是日常生活中一件简单而愉快的事情。

将想法付诸行动

每个人可能一直都知道锻炼有好处，但在过去并没有时间、精力和正确的锻炼设备。也许有人觉得运动无聊，或者有人害怕受伤。事实是，大多数成年人没有得到足够的锻炼。只有大约20%～25%的成年人达到了有氧和肌肉强化活动推荐指南的标准。

如果一个人有患骨质疏松症的危险，或者已经患病，那么找到适合的身体活动更为重要。由于担心受伤或疼痛，有些人可能不愿意锻炼。但是避开身体活动只会加重骨质流失，并使骨骼处于更危险的境地。目标是让身体活动成为日常生活的一部分。

身体活动不一定是一项需要长时间在健身房、精选运动服或在专门设备上进行

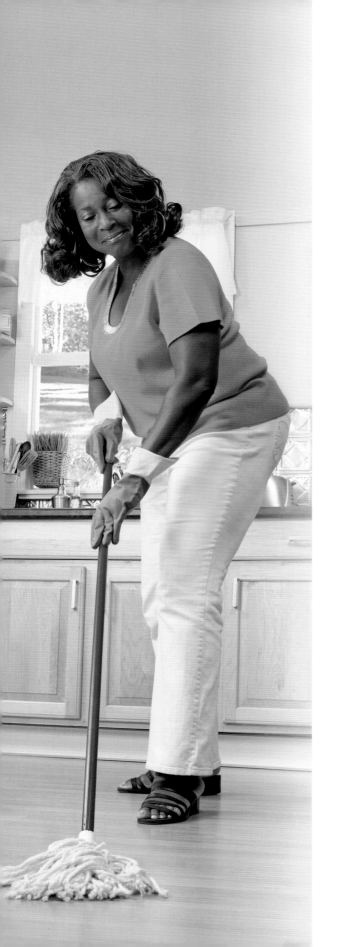

的烦琐难事。日常工作可能与正式锻炼一样重要。

锻炼通常被视为一种结构化的、有计划的方法，通常是测量或定时的，例如做15分钟伸展运动或轻快步行30分钟。与此同时，活动是指进行日常工作和生活时几乎所有的动作。每天花一部分时间整理房子、购物、修剪草坪、遛狗或做园艺，这些活动能定期进行的话就能有助于增加骨强度。

虽然日常生活的活动对骨质疏松症的任何行动计划都是至关重要的，但一个人的需求和能力与另一个人的需求和能力是完全不同的。这种类型的活动需要由自己和医生进行个体化评估。

下面的信息着重于一个简单的练习程序，为当天的常规活动进行补充。希望通过一些基本规则和技巧，无论具体情况如何，几乎任何人都可以建立一个安全的日常锻炼计划。本章中描述的几项练习可能会吸引人们并被纳入日常练习，但许多其他练习也是合适的选择。

开始锻炼

如果想要预防或治疗骨质疏松症，选择的活动和锻炼类型将取决于每个人的目标、整体健康状况、骨质流失程度和喜欢做什么。可能要避免一些可能会对骨骼造成更多伤害的练习和动作。一个人适合的可能对另一个人没有帮助。医生可以帮助人们确定什么样的锻炼最好以及锻炼的强度有多大。

重要的是要安全地参与这些活动，并且要定期和持续地进行。任何安全的锻炼都比不锻炼好。最好的选择是选择自己喜欢的运动，这样就可以长期保持活跃。

通常建议将不同运动组合以帮助预防或治疗骨质疏松症。这些包括负重练习、抗阻练习和背部强化练习。

咨询你的医生

如果患有骨质疏松症，请在开始锻炼计划前咨询医生。首先，医生可以评估整体健康状况和家族病史，例如患者或其家人是否患有心血管疾病或高血压。请注意，有些药物，特别是镇静剂和那些帮助睡眠的药物，会影响身体对锻炼的反应。询问医生药物会如何影响锻炼计划。

也可以咨询理疗师或运动专家有关适当运动常规的问题，包括运动前后如何最好地热身和放松。理疗师还可以展示适当的人体力学、伸展和加强肌肉的安全方法以及正确使用运动设备的方法。一些医院和健身中心会为骨质疏松症患者提供特殊的运动课程。

评估你的身体水平

尽管包括骨质疏松症在内的一些状况可能会阻碍某些活动，但几乎每个人都可以参加某种形式的运动。在计划日常活动时，对身体水平进行实事求是的评估会很有帮助。

如果能够以合理的速度轻松地完成所有正常的日常活动而不会变得呼吸困难或头晕、出汗或胸痛，那么就可能适合做简单的运动项目。但请记住，身体水平的其他要素如灵活性和肌肉力量也很重要。

不健康（功能失调）的症状包括：大部分时间感到疲倦，无法跟上同龄人的节奏，因为知道自己会很快疲倦所以避免活动，并且在步行短距离后会变得呼吸不畅或疲惫不堪。

如果一个人一直不活跃或处于虚弱状态，或者骨密度较低，请不要期待能够跑

5千米并举起重物。而且不要计划每年365天，每天活动 2 小时。请从短时间的体育锻炼开始——可能5～10分钟。如果一切顺利，开始逐渐增加活动量。尽量保持身体运动在可以安全和舒适地执行的水平。

设定你的目标

设定目标是获得积极性并坚持锻炼计划的好方法。试着让目标切实可行。锻炼时看到或感觉到一些结果总是令人鼓舞的。设定目标太高可能会导致挫折和失败。

身体活动目标可围绕以下设定：

·提高进行日常工作和活动的能力；

·保持或改善你的姿势和平衡能力；

·缓解或减轻疼痛；

·防止跌倒和骨折；

·增加幸福感。

如果有慢性疼痛，目标还可包括能帮助减轻痛苦和增加灵活性的锻炼。在咨询过医生或理疗师之后，可以选择一系列温和的伸展运动来尝试。也许最初的目标是每周进行一定程度的伸展运动。在本周结束时，请留意疼痛是否减轻，以及是否能够更轻松地移动。如果是这样，考虑增加活动量——每天增加一小段步行或增加做伸展运动的次数。如果感觉不舒服，请和医生讨论其他可选的练习。

如果总体目标是改善姿势，也许可以每隔一天开始一些平衡和姿势练习。或者也许目标是每周4天快速步行30分钟。从每天10～15分钟开始，然后从这里继续增加。

监督活动并去适应所做的事情是非常重要的，这样它才能提供最好的效果。可以写一份练习日记来记录进度。

避免危险的运动

如果骨密度低或已经患有骨质疏松症，那么在锻炼或进行体育锻炼时可能需要采取一些预防措施。由于对脊柱施加的压力，某些运动可能是危险的。这包括瑜伽中使用的一些姿势。涉及严重弯曲或扭曲脊柱的瑜伽姿势可能导致压缩性骨折。

运动期间的警告表现

无论你做了什么运动，如果你遇到以下任何警告表现，请立即停止并立刻寻求护理：

· 胸部紧迫感；

· 严重的呼吸短促；

· 胸痛或手臂或下巴的疼痛，特别是在左侧；

· 心悸；

· 头晕、晕眩或胃部不适。

可能无法避免所有可能有危险的动作。练习良好的姿势和人体力学并注意热身将会有所帮助。

向前屈体

避免涉及向前屈体的活动和锻炼，因为它们会增加椎骨压缩性骨折的风险。当在铺床、系鞋带、拔杂草、伸手去拿地板上的东西等时，尽量不要让背部向前弯曲。相反地，屈膝以降低身体时，请保持背部挺直。如果携带物品，向前弯曲身体特别危险，例如从烤箱取出沉重的烤盘或在地板上放置一袋杂货时。

举起重物

避免举起重物，其中可能包括大堆衣服、杂货袋或负重练习器材。这种运动会增加椎骨的压力。如果必须举起重物，请将其靠近身体。

扭转身体

扭转身体可以对脊柱施加不常见的力量。在驾驶时，请使用后视镜来倒车和停车，以避免扭曲着去看后窗。打高尔夫球和打保龄球是两种常见的运动，但是会涉及扭转身体并可能有害。与医生或理疗师谈谈是否可以安全地参加这些活动。

手举过头顶

如果想要够到厨房橱柜的顶部架子上时，会把手举到肩膀以上，这种动作不建议那些有严重驼背的人去做。

强冲击的活动

涉及冲撞动作、突然停止和开始以及重物突然移动的活动会给脊椎带来很大压力，并可能导致老年人跌倒和膝盖受伤。这些包括慢跑、跑步、足球、球拍运动、排球和篮球。

做吧

许多人在运动时面临的一大挑战就是找到坚持锻炼计划的动力。要成功，需要承诺保持积极。这并不意味着不会有挫折或不会偶尔需要休息。关键是要坚持。请

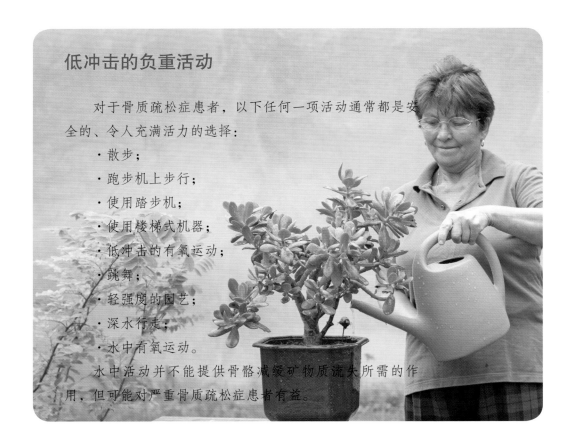

低冲击的负重活动

对于骨质疏松症患者，以下任何一项活动通常都是安全的、令人充满活力的选择：

· 散步；
· 跑步机上步行；
· 使用踏步机；
· 使用楼梯式机器；
· 低冲击的有氧运动；
· 跳舞；
· 轻强度的园艺；
· 深水行走；
· 水中有氧运动。

水中活动并不能提供骨骼减缓矿物质流失所需的作用，但可能对严重骨质疏松症患者有益。

考虑这些建议：

·慢慢开始。如果没有体力活动，不要立即进行激烈的运动计划。着重于轻度活动，并逐渐开展更加剧烈的锻炼。

·将锻炼安排在日常生活中。就像参加一项重要的使命或社交活动一样，将活动安排进日程。但是，如果不愿意遵守日程安排，不要刻板地坚持。如果某天很累或者天气不好，可以休息一两天。

·遵循自己的节奏。如果在锻炼时不能说话，那么可能太辛苦了，放慢步伐。

·顺应身体。开始锻炼时可能会感到肌肉酸痛和不适，但不应该感到疼痛，而且疼痛不应持续超过48小时。如果不适持续存在，可能太辛苦了，需要放松。

骨质疏松症患者的锻炼

通常为骨质疏松症患者推荐3种类型的运动：背部强化练习、负重练习和抗阻练习。在有结构的计划中做一点任何推荐运动都可帮助你维持骨骼健壮并保持良好的姿势。请记住，练习不一定非常艰难或冲击很大才能有效。

热身运动与放松运动

留出时间在进行任何体育之前进行热身并在之后进行放松是很重要的。热身会逐渐增加心率，并使肌肉变得更加柔软，从而降低受伤的风险。

要热身的话，慢慢走，然后逐渐增加你的步伐。或者开始一个活动，比如骑自行车或者游泳，比习惯的慢一些，直到感觉不舒服。

慢慢行走或继续以较慢的速度完成活动，结束每个练习。这也是舒展锻炼过程中使用的肌肉的好时机。

负重练习

负重练习与举重器械无关。它们在一个人的脚上完成，下半身的骨骼支撑着一个人的体重。这些活动有助于减缓腿部、髋部和脊柱下部骨骼中的矿物质流失。

许多年轻人通过参与高强度活动来塑造骨量，这会对骨骼施加更大的负荷。高冲击力的活动包括慢跑、足球、篮球、排球、球拍运动、体操、舞蹈和花样滑冰。

老年人或骨密度低的人应采取预防措施，避免过多的冲击，并避免涉及高风险的活动。诸如步行之类的低冲击活动对脆弱骨骼的压力较小。

处于虚弱状态的人可能会选择重量支持练习——而不是负重练习。重量支持的练习包括游泳、自由体操或在固定自行车上骑自行车。

请记住，负重是在每个人的脚上。最重要的是选择你喜欢的运动。散步不仅可以提高一个人的平衡和协调能力，而且是减少跌倒风险的最佳练习之一。

和邻居一起在街区周围散步，或者在跑步机上边看电视边散步。如果你不使用步行作为定期锻炼的形式，尽可能短时间散步。带上朋友或家人可以让散步变得更有趣。在恶劣的天气下，考虑在商场或健身俱乐部进行室内步行。请记住要包括热身和放松运动。

有氧运动的益处

负重练习也提供有氧运动的益处。有氧运动会增加呼吸频率和心率，从而改善心脏、肺和循环系统的健康状况。这能让持久力和耐受力更佳，从而可以更容易地做任何需要做的事情，无论是打扫房子还是在你的孙女的篮球比赛中攀登看台。

散步：理想的运动

散步被认为是一种安全、简单、无成本的锻炼，对骨骼产生最小的震动。它不需要特殊的设备、课程、其他参与者或会员费用。对于许多老年人和骨质疏松症患者来说，散步是主要的活动。

散步计划不应太容易或太难。刚开始时，以舒适的速度步行一小段路程。然后逐渐增加步行距离，而不是速度。当状态变得更好时，可以开始一个更正式的健身步行计划。这需要每小时5～8公里的速度，应该至少每隔一天做一次，以建立灵活性和耐力。

即使医生建议避免负重练习，仍然可以从低强度或无冲击的运动中获得有氧益处，例如游泳、水上运动和室内骑自行车。

抗阻练习

负重练习利用重力强化下半身的骨骼，而抗阻练习则通过对特定肌肉施加重量或阻力来强化它们。强壮的肌肉可以让身体笔直地站着，更加稳健地走路，并且防止跌倒。增加肌肉力量的活动也直接作用于骨骼，以减缓矿物质流失。

要产生抵抗力，肌肉必须推动或拉动去抵抗相反方向的力量。进行抗阻练习的常见方式是举重，不论是用自由重量还是用重量计。由于这个原因，抗阻练习有时被称为举重、重量训练或力量训练。但是，诸如骨质疏松症之类的病症使得举起重物（如果有可能的话）变得难以做到。其他更温和的抗阻练习方法包括等长练习、阻力带和水中锻炼。

为什么需要抗阻练习？随着年龄的增长，肌纤维数量和体积都会缩小。在30岁后的某个时候，肌肉量开始每年减少大约1%。这意味着70岁时的肌肉量可能比30岁时减少40%。肌肉量的减少不仅会影响你的体力，还会影响你的平衡力和协调力。

如果一个人患有骨质疏松症，那么他需要设计一套包括适当的起重技术并适合于他的骨质流失程度的抗阻训练计划。咨询医生、康复专家（理疗师）、注册理疗师或经过认证的运动训练师，以确定最适合自己的抗阻训练类型。

举重练习

经过适当的监督，包括患骨质疏松症的老年人也可以参加举重。但需要先和医生核实一下。他可以根据个体的骨密度和身体水平来开展练习。练习的重量应该要比较轻，而且需要严格注意使用正确的技巧，以避免对脊柱施加太大的压力。

用自由重量锻炼是建立肌肉量的好方法，因为这可以模拟个人在现实生活中做出的动作，比如搬运箱子或者举起一袋杂货，从0.5千克或1千克的重量开始——不超过2.5千克。普通人应该能够舒适地举起这重量至少8次。一组举10次的练习可以起到锻炼肌肉的作用。

大多数健身房和健身俱乐部以及一些学校可以找到自由重量和重量计。可以通过用豆子或硬币填充旧袜子或用水或沙子部分装满2升的水壶来制作自己的重量练习器具。二手的重量练习器具也可以在一些运动器材商店按重量计价购买。请确保能拿到写着如何使用它们的说明书。

等长练习

这些练习是在固定位置握紧器具时拉紧肌肉。例如，当手臂扶在墙上时，即使手臂没有移动，肌肉也会产生张力。身体会相应产生抵抗的力。

等长练习对于活动范围被限制的伤病患者的恢复特别有用。但如果有高血压或心脏病，应该避免等长练习，因为在肌肉收缩时血压可能会显著升高。

阻力带

大的弹力带或乳胶带——它们看起来就像大的橡皮筋——被拉伸时会产生阻力。这些运动带可以有不同程度的阻力来配合身体水平。请咨询医生或运动专家选择合适的阻力水平。有骨质疏松症的人开始锻炼时应选择低阻力的阻力带。阻力带可以轻松地在家里使用或旅行时装在手提箱里。一些阻力带有把手或锚，这样就可以连接到门上。

水中锻炼

在水中活动时水会产生阻力。在水中只是用正确的姿势走路，就能增强腹部肌肉。也可以在水中做上下移动身体的动作，如蜷曲和蹲下。至于更剧烈的锻炼，使

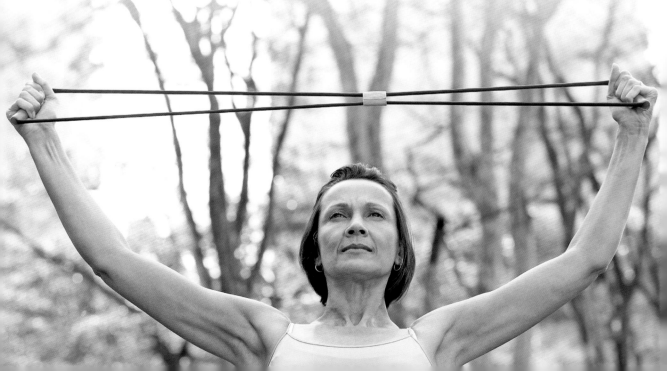

用杠铃和加重的靴子练习，可以增加水的自然阻力。

许多组织，包括健康俱乐部和医院，都提供水中锻炼的课程。如果有任何健康问题，如可能影响锻炼的骨质疏松症，请务必告知教练。

全身振动

站在、坐在或躺在带振动平台的机器上，全身随之振动。随着机器振动，将能量传递给身体。

据说这种机器产生的低强度振动模仿了负重练习的效果。这样使肌肉抵抗重力，从而加压于骨骼以使骨骼得到重建，而且在理论上能增加骨骼密度。

全身振动可能会提供一些健身和保健的好处，但目前还不清楚这种类型的活动对人是否能达到和日常锻炼一样好的效果。一些研究表明全身振动可以减少骨质流失以及改善身体平衡和减少背痛，但缺乏全面的研究。

这种设备也可能是危险的。振动使一些人头晕目眩，有些人可能会从平台上掉下来受伤。

由于全身振动在某些情况下可能有害，请在使用前咨询医生。可以在当地的健身房找到全身振动机，或者甚至可以购买一台用于家庭使用。

抗阻练习

以下是一些可以尝试的简单抗阻练习。在进行每个练习时要缓慢而平稳地移动。举起或施力之前吸气，举起时呼气。

首先，每个练习做3～10次重复。放松一下，不要过度练习。在至少3天以后，当感觉原来的练习变得容易时，逐渐增加新的练习或更多的重复练习。

这些练习不应以任何方式造成伤害或在一天之后造成疼痛。如果出现这种情况，请停止锻炼并咨询医生或理疗师。

抗阻练习是锻炼计划的重要组成部分，因为它可以减缓甚至逆转年龄相关的肌肉量和骨密度下降。它还可以帮助改善压缩性骨折和弯腰的姿势，并降低跌倒风险。

医生或理疗师可以提供在家中或健身房进行的额外锻炼的指导，以帮助建立骨量。

墙上俯卧撑

　　面对墙壁，站得足够远以便可以将手掌放在墙上，手肘轻度弯曲。将脚后跟平立在地板上，慢慢弯曲肘部并靠近墙壁，用手臂支撑体重。尽量保持背部平直。伸直手臂并恢复直立姿势。

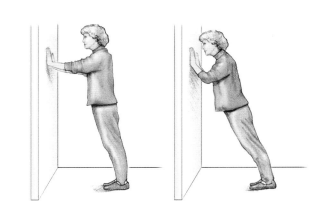

椅子坐起

　　坐在有扶手的椅子上。只用双臂将身体从椅子上立起。保持这个姿势10秒钟。放松然后重复。

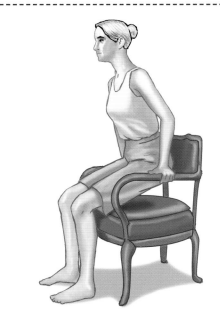

二头肌屈曲

　　坐在椅子上，每只手上的重量为0.5千克或1千克。开始时双臂放在两侧。一只手臂肘部弯曲，在不移动肩膀或上臂的情况下将重量举到肩膀，慢慢放下。另一只手臂重复这个动作。

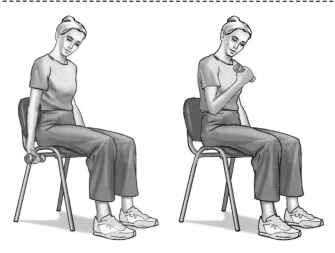

背部强化练习

    强化背部肌肉可以改善姿势和减少椎骨骨折的风险来帮助治疗骨质疏松症。这里展示了一些背部强化练习。首先，尝试每个练习至少重复3次，但不要超过10次。练习变得容易时，增加重复的次数。请记住避免弯曲背部的动作以及增加对脊柱压力的动作。

    与医生或理疗师谈谈其他帮助背部强化的练习。使用特别设计的加重背包的运动可能有利于提高背部强度并减少压缩性骨折。

下背部伸展

    开始时双手和双膝着地，髋部发力抬起一条腿，保持膝盖弯曲。保持躯体挺直，以这个姿势坚持5秒钟。用另一条腿重复练习。

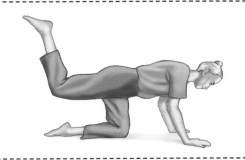

上背部伸展

    直立坐在椅子上。将双手放在髋部或背后，并将肩胛骨靠在一起。以这个姿势保持5秒钟。放松并重复。

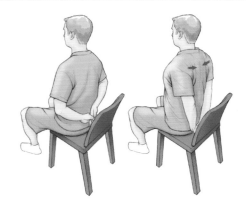

骨盆倾斜

    躺在地上，膝盖弯曲，双脚平放在地板上。向下移动骨盆时收紧腹部肌肉，将腰部压向远离地板的方向。避免使用腿部和髋部肌肉。

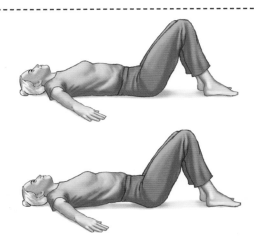

要做多少运动

在这一点上，可能会存在很多问题。应该多久锻炼一次（频率）？应该以怎样的速度运动（强度）？应该运动多久（持续时间）？医生或理疗师可以回答这些问题。

请记住，最好从感觉舒适的水平开始，准备充分时，再逐渐增加运动量。如果休息了几天没有锻炼，请逐渐恢复——比上次锻炼时的运动要少。这里有一些其他的建议。

频率

锻炼得越频繁越好。要获得最大的运动对健康的益处，请尽量在一周中的大部分时间进行负重和背部强化练习。每周进行阻力练习2~3次。

强度

对于负重练习，开始时的强度应该可以持续5~10分钟而不让你感到疲劳。按经验讲，如果在锻炼时不能进行对话，那么可能太过于辛苦了。

对于大多数人来说，抗阻练习的强度应该在最大肌肉力量的约80%。这通常意味着举起相同的重量8~10次。一般来说，为了提高骨密度和增加骨强度，活动强度——费力程度——应该随着时间的推移而增加。但强度的增加应该是要循序渐进的。

持续时间

首先，尝试每天累计至少30分钟的负重练习。这不一定要一次完成。相反，这是一天中进行的活动总量，包括日常活动。

经过大约6个月的时间——在此期间，身体逐渐变得更健康，并提高了活动水平——日常活动可包括5分钟的热身运动、30分钟的负重练习及5~10分钟的放松运动。背部强化练习可能需要10~15分钟。每周2~3次进行10~20分钟的抗阻练习。所有这些活动都可以分解成更小的部分并在一天中分开完成。

坚持运动

对于有骨质疏松症风险或已患病的人来说，活动和锻炼在预防或治疗疾病方面起着重要作用。无论进行什么运动，重要的是要开始运动，并将定期体育锻炼养成习惯。

态度是关键。如果一个人无法坚持锻炼计划，那么他很可能漏掉了一个关键因素——趣味。如果运动是苦差事，就不会想长期做了。请让锻炼成为喜欢的日常活动和业余爱好的一部分。积极与朋友和家人团聚，或选择做一直想尝试的活动。

这里有其他一些保持动力的方法：

·**如果是初学者，请制订6个月的锻炼计划**。坚持6个月新行为的人通常会获得长期的成功——锻炼成为了一种习惯。

·**选择适合自己个性、身体水平和生活方式的运动**。喜欢单独锻炼还是与团队一起锻炼？喜欢在室外还是在室内？

·**增加运动的多样性以防止厌倦**。例如，步行或骑自行车与游泳交替进行，或者与低冲击的有氧运动课程进行交替。在气候宜人的日子里，在户外进行背部强化练习。

·**与年龄和身体水平相近的人一起运动**。同伴的支持可以让一个人继续前进。

·**找一个锻炼伙伴**。与同伴一起锻炼会帮助自己保持动力。鼓励自己的朋友和家人与自己一起活动。

·**要有灵活性**。如果正在旅行或某一天特别忙，可以跳过或缩短锻炼计划以适应你的日程安排。

·**记录进度**。坚持记日志可以帮助实现自己的目标，并提醒自己进度有多少。

·**在锻炼计划的里程碑处奖励自己**。安排一些一直想要做的特别的事情。参加音乐会或社交活动，与朋友见面，或前往你最喜爱的餐厅。

·**原谅失误**。每个人在某个时刻都会遇到挫折，这不是放弃的理由。提醒自己，这只是一个暂时的挫折，然后再次开始。

·**保持定期的身体活动是给自己的最宝贵的礼物之一**。锻炼可以是像在街区散步或者在听音乐时做一些伸展运动那么简单。变得更加活跃是对健康负责并帮助改善许多健康状况包括骨质疏松症的一种方式。

伸展运动和灵活性

伸展运动有助于提高灵活性，这是整体健身计划的另一个关键组成部分。灵活性是利用膝关节或肘关节向不同方向移动身体部位（如腿或胳膊）的能力。围绕关节的运动范围达到最大能有助于预防肌肉损伤。

进行的具体练习可能取决于身体状况和为自己设定的练习目标。例如，对于骨密度低的人来说，本章描述的背部强化练习可能会有用。

每天都可以进行伸展运动，通常要配合负重练习。拉伸的理想时间是当肌肉松弛时——在运动了8～10分钟后。强迫进行肌肉拉伸而不进行热身会增加拉伤的风险。

拉伸运动应该是温和、缓慢的。伸展身体直到感觉肌肉有轻微的张力。伸展时放松并呼吸，保持伸展姿势至少30秒。安全地伸展肌肉需要花费时间。

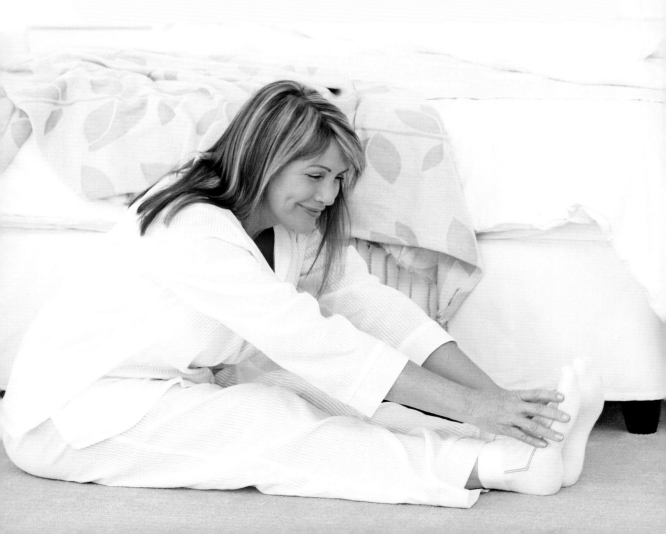

第十章

服用药物

在饮食中摄入充足的钙和维生素D并坚持身体活动是预防和治疗骨质疏松症计划的关键组成部分。但仅靠这些措施不能完全抵消衰老及女性绝经导致的骨质流失。一旦发展为疾病，饮食和运动也不足以治疗骨质疏松症。药物通常用于帮助减缓骨质流失并降低骨折风险。

医生可能会在以下情况开药来预防或治疗骨质疏松症：

· 被诊断患有骨质疏松症。

· 骨密度低，在绝经后或者有骨质疏松症的其他危险因素。

· 尽管坚持锻炼并且摄入了充足的膳食钙和维生素D或正在服用补充剂，但仍然有持续的骨质流失或骨折。

医生建议的药物会基于多种因素。迄今为止，还没有高质量的直接的药物比较试验来确定单种药物的功效。因此，药物的选择通常基于有效性、安全性、成本、便利性和其他因素。

对于大多数患绝经后骨质疏松症的女性，口服双膦酸盐通常是第一线治疗。双膦酸盐是被优先选择的，因为这是综合了它的有效性、价格以及可获得的长期安全性数据的结果。

双膦酸盐

对于女性和男性来说，应用最广泛的抗骨质疏松症药物是双膦酸盐。双膦酸盐能抑制骨质吸收，保持骨量，甚至增加脊柱和髋部的骨密度，从而降低骨折风险。

双膦酸盐是骨吸收抑制剂，这意味着它们主要通过减少骨吸收来起作用。这些药物改变了破骨细胞（挖凿骨的细胞）在骨表面的作用，并停止了它们的功能。通过这样的机理，双膦酸盐可以减缓骨丢失并增加骨矿含量。

口服与静注

双膦酸盐可以片剂形式口服，或者静脉注射给药。口服的双膦酸盐包括以下药物：

· 阿仑膦酸钠（福善美）；

· 利塞膦酸钠（安妥良、Atelvia）；

· 伊班膦酸钠（邦罗力）。

这些药物——可能是每天、每周或每月服用的——通常会使腰椎骨密度增加约5%～10%。它们还可将新发椎骨骨折的风险降低40%～70%，并将髋部骨折的风险降低30%～40%。

口服双膦酸盐通常用于患有骨质疏松症的绝经后妇女，并且它们通常是男性骨质疏松症的首选治疗药物。阿仑膦酸钠和利塞膦酸钠也被批准用于预防和治疗糖皮质激素引起的骨质疏松症。

口服双膦酸盐最常见的副作用是由于食道或胃受到刺激引起的烧心和腹痛。每周服用一次或每月服用一次比起每天服用一次会更少导致胃的不适。

两种双膦酸盐可作为注射药物——直接注入静脉的药物。一种是唑来膦酸（密固达、择泰），每年输注一次。另一种是伊班膦酸盐（骨维壮），每3个月输注一次。这些药物通常在医院或门诊输液治疗中心被使用。

由于不会引起肠胃不适，静脉注射药物为可能无法口服双膦酸盐的绝经后妇女提供了一种绝佳的替代方法。

哪个更好

两种形式——药片或注射——都是有效的。用药的方式通常取决于个人倾向。注射双膦酸盐有一些优势。研究人员发现，大多数口服双膦酸盐的女性在一年后停

激素替代疗法和骨质疏松症

雌激素可以帮助维持骨密度。然而，几年前美国国立卫生研究院组织的一项名为"妇女健康倡议"的研究结果首次发布后，雌激素用于治疗骨质疏松症——曾经是一种惯例——发生了戏剧性的改变。该研究在早期就被停止，因为研究发现，雌激素和黄体酮的联合长期使用会增加绝经后妇女患乳腺癌、心脏病发作、中风和血栓的风险。几年后，这项研究用于评估单用雌激素对绝经后妇女的影响的另一部分也很早就被停止，因为研究表明长期单用雌激素也会增加中风的风险。

现在，激素替代疗法通常是在短期使用基础上开处方的，以减轻严重潮热或其他因更年期导致的不适，如情绪波动或睡眠障碍。药物只应在短时间内使用，剂量要尽可能的低。不是只有激素替代治疗被建议用于预防骨质疏松症，因为已证实其他副作用较少的药物同样有效。对于不能耐受其他药物的女性，可考虑短期的激素治疗。

激素相关疗法

与雌激素作用机理类似的新药可以用于治疗骨质疏松症。雷洛昔芬（易维特）可模拟雌激素对绝经后妇女骨密度的有益作用，而没有与使用雌激素相关的某些风险。该药还可能降低某些类型乳腺癌的风险。然而，潮热是一种常见的副作用。雷洛昔芬也可能增加血栓的风险。

止了服药或服用的量低于处方的完全剂量，这降低了药物的效果。而注射用药物只需每年或每季度输注一次，女性在接受下一次治疗前能得到充分保护。

每天服用多片药物来治疗其他疾病的人们不想再服用新的一种药物。还有一些人因口服双膦酸盐而感到胃部不适。对于这些人来说，注射可能是一个受欢迎的选择。

使用双膦酸盐

根据药物的不同，口服双膦酸盐可以每天一次、每周一次或每月一次以片剂形式服用。服药次数越少，剂量越大。每周或每月一次服用适当的药物与每天服用一样有效，对大多数人来说更方便。然而，与每日的剂量相比，每周或每月的剂量引起的副作用似乎也不会更少。

对于一些人来说，口服双膦酸盐对他们的消化系统影响比较大。如果与饭食、水以外的饮料或其他药物或补充剂一起服用，这些药物会与食物、饮料或药物中的含钙或磷的化合物相结合，而不会被消化道吸收。由于这个原因，双膦酸盐需要空腹服用。

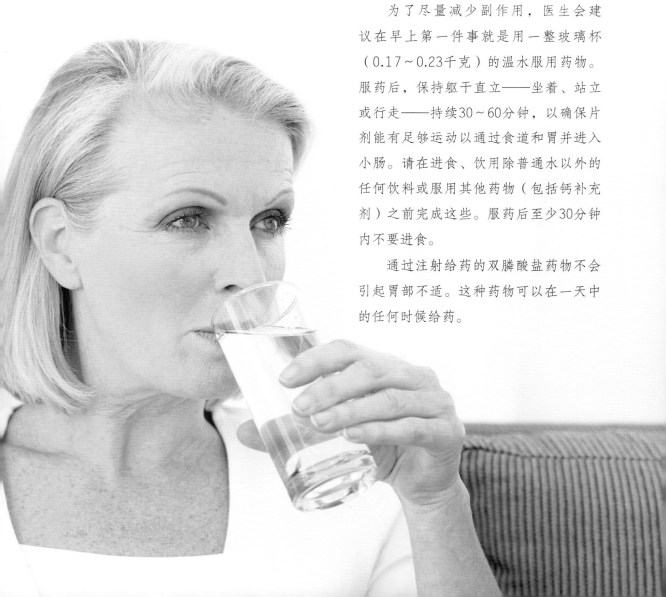

为了尽量减少副作用，医生会建议在早上第一件事就是用一整玻璃杯（0.17~0.23千克）的温水服用药物。服药后，保持躯干直立——坐着、站立或行走——持续30~60分钟，以确保片剂能有足够运动以通过食道和胃并进入小肠。请在进食、饮用除普通水以外的任何饮料或服用其他药物（包括钙补充剂）之前完成这些。服药后至少30分钟内不要进食。

通过注射给药的双膦酸盐药物不会引起胃部不适。这种药物可以在一天中的任何时候给药。

长期使用双膦酸盐的风险

长期使用双膦酸盐治疗与股骨骨折这一罕见问题有关。这种损伤称为非典型股骨骨折，可导致大腿外侧或腹股沟疼痛，并可能逐渐恶化。它有时可以同时在两条腿上发生。如果这种骨折出现在X光片上，应停止用药。

双膦酸盐也有可能影响下颌骨。下颌骨坏死是一种罕见的情况，下颌骨中的一段会坏死并恶化。这主要发生在通过静脉注射（静注）非常大剂量药物的人群中——比通常用于骨质疏松症的剂量大得多——因为他们的骨骼中有癌症。在这些患者中，少数患者在拔牙或其他创伤后下颌骨愈合不良。常规使用双膦酸盐治疗骨质疏松症导致下颌骨坏死的风险被认为非常小。

安全性

双膦酸盐已经被研究了20多年，没有发现任何明显的严重副作用。如果有不可控制的烧心感、胃食管反流病（GERD）或严重肾功能减退，通常不推荐使用这些药物。医生可能会每年评估使用药物的安全性和有效性。

双膦酸盐也用于治疗其他骨骼疾病，如佩吉特氏病和其他器官癌症的骨转移。用于治疗这些疾病的双膦酸盐通常是静脉内给药并且给药更频繁。

如果发生骨折

抗骨质疏松症药物降低了骨折的风险，但并不能消除所有骨折的风险。如果在治疗过程中发生了骨折，医生会重新进行评估，检查可能导致骨折的其他问题。

根据评估结果，可能会选择转向使用更积极的骨形成促进剂，如甲状旁腺激素，其人工合成物为特立帕肽（骨稳）。这种治疗通常适用于风险极高的女性——

骨密度很低或有过骨折的女性。特立帕肽有重建骨骼的潜力，并且实际上至少在某种程度上能逆转骨质疏松症。

另一种选择可能是转用称为迪诺塞麦（普罗利亚）的更新型的抗骨质疏松症药物。与双膦酸盐相比，迪诺塞麦具有相似或更好的效果，但以不同的方式起作用。该药物每隔6个月皮下注射一次。

你应该服用双膦酸盐多久

双膦酸盐被认为是安全有效的抗骨质疏松症药物。但目前还没有关于绝经后骨质疏松症或低骨密度（骨量减少）女性需要服用这些药物多久的共识。

长达5年的双膦酸盐治疗是安全有效的。科学文献中有很多证明所有双膦酸盐药物的安全性的研究，并表明了它们在预防髋部和椎骨骨折长达3~5年的有效性。

对于超过5年的治疗，没有那么确定的结论。一项研究表明，阿仑膦酸盐（福善美）——最常用的口服双膦酸盐——可以改善骨密度和降低骨折风险长达10年，而且耐受性良好。利塞膦酸钠（安妥良、Atelvia）已被证明长达7年的连续使用有效且耐受性良好。唑来膦酸（密固达、择泰）在长达6年的连续使用中被认为是安全和有效的。

然而，有一点众所周知，即使停止服用药物，其正面效果也会持续存在。这是因为在服用双膦酸盐一段时间之后，骨骼里累积了药物。由于这种滞后效应，一些专家认为，治疗效果良好的女性——没有骨折并保持骨密度的女性——在服用5年后考虑在双膦酸盐治疗中加入药物假期是合理的。但是如果骨折的风险很高，或者骨密度很低，在骨质疏松药物治疗中进行中断可能不是一个好主意。

所以，患者与医生讨论自己的风险水平和选择，以确定自己应该服用双膦酸盐多久。不要在没有咨询医生的情况下停止服药。

特立帕肽

这种药物是人体甲状旁腺激素（PTH）的化学修饰产物。甲状旁腺激素是由甲状旁腺产生的，腺体位于脖子根部的甲状腺后面。

甲状旁腺激素在骨重塑周期和维持血液中钙平衡中起着关键作用。该激素通常会以多种方式提高血液中的钙含量。它释放骨骼中储存的钙，还通过刺激肾脏中维生素D的合成来增加肠道对钙的吸收，并减少肾脏排泄的钙量。尽管甲状旁腺激素持续增加可引起骨质流失，但每日注射所产生的激素间歇性增加可以强化骨骼。

药物特立帕肽（骨稳）被称为骨形成促进剂，因为它可以塑造新的骨骼。它通过刺激成骨细胞发挥作用来促进新的骨形成。目前批准用于治疗骨质疏松症的所有其他药物是骨吸收抑制剂。它们通过抑制骨吸收来起作用。

研究绝经后女性骨质疏松症和椎骨骨折病史的研究人员发现，每天注射特立帕肽，同时补充钙和维生素D，可增加脊柱和髋部的骨密度。

特立帕肽被批准用于治疗女性和男性的严重骨质疏松症，包括骨折风险高或对其他治疗方法如骨吸收抑制剂的反应不佳的患者。

使用特立帕肽

给药通过每日注射——患者自己进行——在大腿、髋部或腹部。药物供应来自一种一次性器具，它看起来像一支胖圆珠笔。这种器具在需要更换之前包含28次的剂量——足以维持约一个月。

副作用

该药物附带的警告说，一种类型的实验室老鼠在给予特立帕肽的剂量是人类给药剂量的3～60倍后，患上称为骨肉瘤的癌性（恶性）骨肿瘤的风险有小幅增加。研究中动物整个一生中都被注射大剂量的药物。

美国食品和药物管理局（FDA）审查了这项研究并得出结论：特立帕肽对人类使用是安全的，因为发生类似问题的可能性不大。迄今为止，没有任何使用特立帕肽治疗的人因药物而出现骨癌或其他癌症。

用特立帕肽治疗的最佳时间尚未确定。由于不知道药物长期使用的有效性和安全性，美国食品和药物管理局建议治疗不应该持续两年以上。两年后，通常会使用一种不同的药物来帮助维持骨量的改善。

与其他用于治疗骨质疏松症的药物相比，特立帕肽相当昂贵。这限制了该药物在人群中的普及。

迪诺塞麦

迪诺塞麦（普罗利亚）用于治疗骨折风险增加的绝经后妇女或不能服用或不对其他抗骨质疏松症药物产生反应的骨质疏松症女性患者。

迪诺塞麦是一种单克隆抗体——一种实验室生产的物质，可以阻断人体骨吸收的机制。这是第一个被批准用于治疗骨质疏松症的"生物疗法"。它通过阻断破骨细胞的骨吸收起作用。换句话说，它减缓了骨分解的过程。但是，它也减缓了整个骨骼重塑的过程。

在一项研究中，每6个月给女性使用迪诺塞麦一次，这样持续了3年。服用药物的女性与接受非活性物质（安慰剂）的女性进行比较。与使用安慰剂的女性相比，那些使用迪诺塞麦的患者如脊柱骨或髋骨的骨折风险显著降低。

该药还用于治疗男性骨质疏松症。该药可用于不能服用其他药物治疗骨质疏松症或其他药物效果不佳的男性。迪诺塞麦注射剂也用于治疗正在接受前列腺癌和乳腺癌治疗的男性和女性的骨丢失。

使用迪诺塞麦

药物每6个月注射一次。这通常在医院或门诊输液治疗中心进行。注射点可以在上臂或腹部，但通常在大腿处。

副作用

迪诺塞麦的常见副作用包括皮肤刺激、背痛及其他骨骼、肌肉或关节疼痛。其他副作用包括高胆固醇及骨折后或牙科手术后的骨愈合问题。还有一些病例对药物有严重的过敏反应。免疫系统较弱或服用其他影响免疫系统的药物的人使用迪诺塞麦可能会增加患严重感染的风险。即使是没有免疫系统

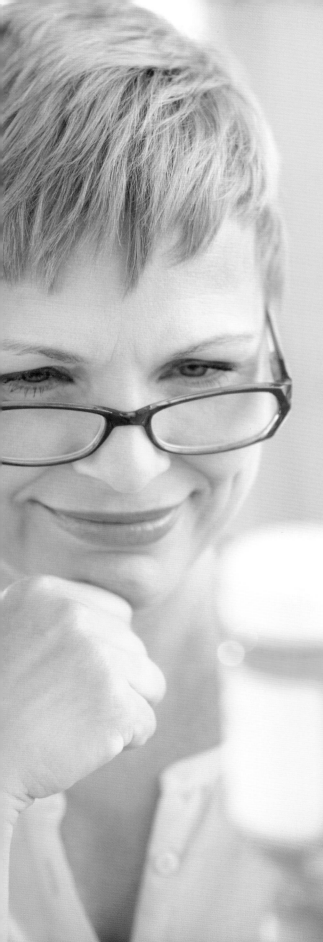

问题的患者，发生某些皮肤感染的风险也较高。

因为迪诺塞麦会降低血钙，所以不建议血钙非常低（低钙血症）的人使用。低钙的体征和症状包括肌肉痉挛或抽搐和手指、脚趾或嘴周围的麻木或刺痛。但是，大多数低血钙的人没有症状。接受迪诺塞麦治疗的患者也应该服用钙和维生素D补充剂。

雷洛昔芬

雷洛昔芬（易维特）属于一类称为选择性雌激素受体调节剂（SERMs）的药物。选择性雌激素受体调节剂有时被称为特制雌激素，因为它们的化学结构已经在实验室中被操纵或设计。这些合成的化合物能模仿雌激素的一些有益作用，同时避免一些但不是全部的不利影响。

选择性雌激素受体调节剂通过激活或抑制具有这些受体的组织中的雌激素受体起作用，例如骨组织和乳腺组织。有时候这些药物就像雌激素一样起作用，有时它们会阻断雌激素的作用。例如，雷洛昔芬与骨细胞中的雌激素受体结合，这可能导致骨密度的增加，其方式与雌激素相同。但是当雷洛昔芬与乳腺组织中的雌激素受体结合时，该药就阻断了雌激素的作用。这降低了没有患乳腺癌但处于高风险的女性患乳腺癌的风险。

雷洛昔芬最初是作为乳腺癌的一种可能的治疗方法开发的，并且与他莫昔芬（另一种用于预防乳腺癌复发的选择性雌激素受体调节剂）类似。当研究人员发现雷洛昔芬对骨密度有正面作用时，他们的关注点转移到了将其用于治疗骨质疏松症的方面。

雷洛昔芬减缓骨质流失，防止椎骨骨折，但在预防髋部骨折上不如其他抗骨质疏松症药物有效。在对既往没有骨折的绝经后骨质疏松症妇女的3年研究中，按目前批准的雷洛昔芬剂量每日治疗能使椎骨骨折风险降低36%。在服用较高剂量的女性中，风险降低了约50%。然而，治疗未被证明能减少其他类型的骨折，如髋部或腕部骨折。

使用雷洛昔芬

雷洛昔芬是60毫克的片剂。每天服用一片，而且最好在一天的同一时间服用。它可以和或不和食物一起服用。

副作用

由于其抗雌激素作用，雷洛昔芬最常见的副作用是潮热。相反，由于其雌激素作用，雷洛昔芬增加了血栓形成的风险，包括深静脉血栓形成（DVT）和肺中的血栓（肺栓塞）。其他可能的问题包括由于血栓引起的腿部肿胀、骨痛和流感样综合征。这些副作用通常在用药后的前几个月内出现。

与雌激素一样，雷洛昔芬使血栓的风险增加了约3倍。但是，每个女性出现这个问题的风险很低。如果有血栓史或有血栓的风险，医生可能会建议你避免使用这种药物。

降钙素

降钙素是在甲状腺中产生的激素。它似乎没有帮助调节血液循环中的钙，然而，它在人体中的功能尚未明确。在怀孕和哺乳期间，随着母亲对钙的需求增加，由甲状腺释放的降钙素的量显著增加，保护了女性的骨骼。

降钙素的人工合成形式被美国食品和药物管理局批准用于治疗而不是预防绝经后骨质疏松症。与双膦酸盐和雷洛昔芬一样，降钙素也是一种骨吸收抑制剂，这意味着它可以通过减缓骨吸收而发挥作用。降钙素有两种形式，一种是鼻内喷雾剂（鲑鱼降钙素），另一种是注射剂型。鼻内喷雾剂是该药物最常用的形式。

降钙素比其他抗骨质疏松症药物更安全但效果更差。由于这个原因，它被认为是排在双膦酸盐、特立帕肽或雷洛昔芬之后的最后的治疗选择之一。降钙素可以减缓骨质流失并适度增加骨密度。已发现可降低椎骨骨折的风险，但尚未发现可降低髋部骨折风险。降钙素还可以缓解骨质疏松性椎骨骨折患者的骨痛，特别是在骨折后第一天至数周内。

降钙素通常用于治疗不能服用其他药物的骨质疏松症女性患者。对于不能耐受双膦酸盐的男性来说也是可以使用的，尽管美国食品和药物管理局还没有批准这种用途。

使用降钙素

鼻内喷雾剂是通过每天交替在一个鼻孔中喷一剂来使用的。注射形式也是每天使用的。该方法类似于注射胰岛素治疗糖尿病。鼻内喷雾剂和注射形式在使用前均应冷藏。

副作用

使用降钙素的注射形式时，约20%的人会产生副作用。副作用包括恶心、注射部位的刺激、排尿增加以及脸部和手部的潮红。鼻内喷雾剂的唯一严重副作用是鼻腔刺激和头痛，这种情况发生在一小部分使用喷雾剂的人身上。

噻嗪类利尿剂

噻嗪类利尿剂主要用于通过减少体内水分来降低血压。但几项研究表明，噻嗪类利尿剂也可以增加骨密度并防止骨折。这可能是因为利尿剂减少了肾脏排泄到尿液中的钙量。因为较少的钙从体内流出，所以可能有更多的钙可以存储在骨骼中。

正在研发中的药物

目前正在进行一些实验性药物治疗的研究，这些药物可以预防骨质破坏或刺激新骨的形成。研究人员正在寻找有效、易于服用、价格低廉且副作用少的药物。

组织蛋白酶K抑制剂

组织蛋白酶K是由骨吸收细胞（破骨细胞）产生的酶，其作为骨吸收过程的一分子分解骨中的胶原蛋白。组织蛋白酶K抑制剂通过减少或阻断该酶的作用来减少骨质流失。临床试验正在测试几种组织蛋白酶K抑制剂。这种药物将很快获得美国食品和药物管理局的批准。

抗硬化蛋白抗体

硬化蛋白是由某些骨细胞产生的天然蛋白质。它通过抑制称为成骨细胞的骨形成细胞的活性在控制骨量中起关键作用。目前正在研究抗硬化蛋白的抗体，看看它们是否可以阻断硬化蛋白并刺激成骨细胞形成新骨。

维生素D类似物

维生素D在体内处理后会经历几次转化。每次转换都会产生一个新的化合物，对于下一次转换的发生至关重要。美国正在研究其他国家使用的维生素D的各种形式（类似物）作为美国骨质疏松症的可能治疗方法。这些化合物增加了脊柱的骨密度，但它们对骨折的影响尚不清楚。

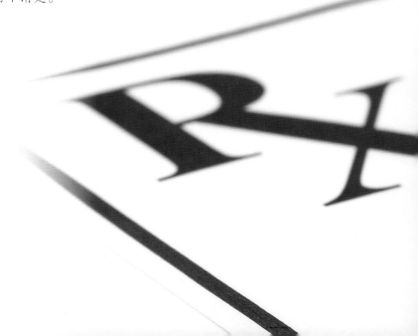

生长激素和生长因子

生长激素是由脑垂体产生的。在儿童期和青春期，生长激素在刺激骨骼生长中起主要作用。它也影响成人的骨重塑，但生长激素是否可用于预防或治疗骨质流失尚不清楚。

生长因子是促进骨骼生长的蛋白质，有助于修复身体组织并刺激血细胞的生成。实验室研究表明，生长因子能塑造骨骼，但还没有在大型临床试验中完全测试。

其他

其他刺激骨骼发育的新药也正在研究中。这些药物许多都集中在某些影响成骨细胞形成的信号通路上。

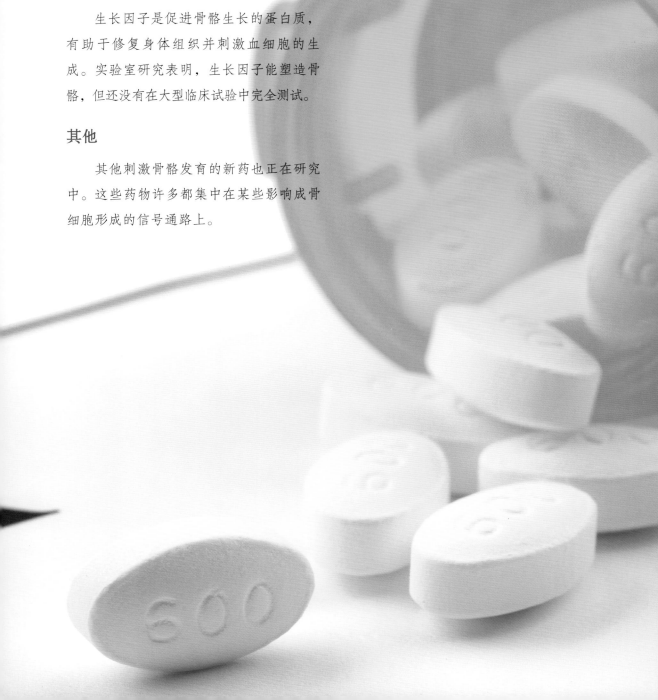

对于高血压患者，噻嗪类药物可能是一个不错的选择，因为它们可以帮助保持骨密度，也可以降低血压。

从治疗中获得最大收益

在过去的20年中，新的抗骨质疏松症药物已经帮助将那些潜伏的和不可预测的疾病转化为可治疗的疾病。新的药物不仅能够阻止骨质分解，而且还能促进骨骼生长，将骨质流失转化为骨量增加。患者和医生现在有多种选择，可以根据个人需求选择最有效的药物。

有可能医生会推荐一些药物联合使用。至少有一项小型研究表明，联合使用药物（本例中为特立帕肽和迪诺塞麦）比单独使用任何药物更有效。但研究人员仍然需要确定药物联合使用的有效期。

不管使用的是什么药，关键是要按照建议服药。当服用抗骨质疏松症药物时，基本上感觉没有什么不同，不会觉得骨骼变得更强壮了。对于一些人来说，这可能使得继续治疗变得很难。

但是，如果想要获得效果，服用药物是很重要的。仅在半数时间或更短的时间服用抗骨质疏松症药物就好像根本不服用一样。按照医生的处方去使用药物——无论是通过药片、注射还是喷雾。为了从药物中获得最大收益，定期锻炼并摄入充足的钙和维生素D也很重要。

如果认为某种治疗方法不合适，请告诉医生，不要自己停止服用药物。定期去看医生并在每次门诊时回顾药物使用情况，这很重要。这将有助于确定药物是否有任何副作用，并确保患者按照应有的效果对治疗做出反应。

要了解治疗是否有效并且治疗效果如何，医生可能会在一两年内重复测定骨密度。在某些情况下，医生还将使用称为骨标志物测试或生化标志物测试的特殊实验室测试来监测治疗效果。

在用骨密度检查能测量到骨密度的显著变化之前，可能需要1～2年的治疗时间。然而，骨标志物测试通常可以表明药物治疗在3～6个月内是否产生了积极的效果。

第十一章

男性骨质疏松症

骨质疏松症通常被认为是女性的疾病，但男性可能并且的确会患病。美国约有200万男性患有骨质疏松症，约1200万男性被认为有骨量减少，这使他们骨折的风险增加了。

50岁以上的男性在晚年出现骨质疏松性骨折的概率高达30%，出现髋部骨折的概率为6%。

此外，髋部骨折后男性的残疾率和死亡率明显高于女性。在骨折后一年尤其如此。对于男性来说，发生骨质疏松性骨折的终生风险大于前列腺癌的风险。

随着越来越多的男性活得更长寿，受骨质疏松症影响的男性人数预计会增加。鉴于这个情况，医生和科学家们正在努力提高公众对男性骨质疏松症的认识，并提供准确的诊断和有效的治疗。

男性骨密度与女性骨密度

绝大多数的骨质疏松症患者是女性——约80%。为什么这种疾病在男性中不那么常见？似乎有几个因素能解释这种差异。

骨峰值较高

青春期由于性激素产生的快速增加，男性的骨密度显著增加。在男性和女性中相同，20岁后半段和30岁前半段人体骨量达到峰值，但男性的峰值骨量通常比女性

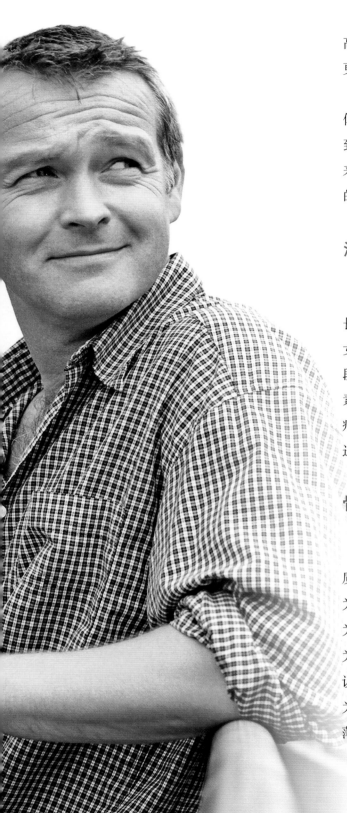

高8%～10%。由于骨骼较大，骨密度值也更大。

男性和女性在20多岁和30多岁时的按体积计算的骨密度大致相同。但是，当涉到骨强度时，直径较大的骨骼会给男性带来优势。当力量施加到骨骼上时，有更大的分布面积承受，使骨骼不那么脆弱。

没有绝经期

就像女性一样，男性随着年龄的增长而骨密度降低。但男性通常不会经历像女性在绝经期那样激素水平快速下降的阶段。因此，除非特定的疾病或病症导致激素产生降低，例如前列腺癌的某些类型治疗或某些激素紊乱，否则男性的骨质流失进展缓慢。

骨质流失的性质

男性和女性由于正常衰老而导致的骨质流失主要影响骨骼中海绵状的内核，称为骨小梁。在男性中，骨质疏松主要表现为骨小梁组织结构变薄。在女性中，表现为骨小梁组织结构被侵蚀并消失。换句话说，男性的骨小梁结构仍然比较坚固，因为它比女性更加完整，即使骨骼比以前更薄了。

男性是如何患上骨质疏松症的

无论是男性还是女性，每个人都会随着年龄的增长而骨密度降低。达到峰值骨量后，男性的骨密度每年以约1%的速度开始下降。这种下降率在整个一生中保持不变。从65岁或70岁左右开始，男性和女性的骨质丢失率大致相同。这是因为在这个年龄段，女性已经度过了骨质流失的快速阶段。在男性的一生中，他们失去了约30%的骨密度。如果年龄大于70岁才被诊断为骨质疏松症，那么年龄可能是一个重要的因素。

在大约50%患有骨质疏松症的男性中，疾病的发生并不是由于确定的原因（特发性骨质疏松症）。科学家怀疑，年龄小于70岁的特发性骨质疏松症男性是因为遗传因素导致骨密度低，这可能涉及多种遗传变异。

在另外50%的男性患者中，骨质疏松症与一种或多种已知会导致骨质流失（继发性骨质疏松症）的潜在疾病有关。这些情况大多也会增加女性骨质流失的风险。更多关于骨质疏松症的继发原因，我们会在后面的章节中阐述。

药物

骨量减少是服用用于治疗哮喘或类风湿性关节炎等疾病的皮质类固醇药物（糖皮质激素）的常见副作用。糖皮质激素似乎能直接抑制新骨形成，但它们也可能破坏了重要的激素通路。其他可能导致骨丢失的药物包括抗惊厥药、化疗药、前列腺癌的激素治疗药物和补充性甲状腺激素药物的过度使用。

慢性疾病

各种慢性疾病都会对身体骨骼重塑产生不利影响，导致骨质流失。

激素失调

某些激素在骨吸收和骨形成中起重要作用。因此，激素分泌紊乱是骨质疏松症的主要危险因素。这就是绝经影响女性患骨质疏松症的风险的原因——这期间女性的雌激素水平迅速下降。

骨质疏松症的症状和体征

对于男性，通常不会常规进行低骨密度的筛查，他们患骨质疏松症的首次提示通常来自以下一种或多种症状和体征：

- 相对较轻的外伤造成的骨折；
- 身高变矮；
- 弯腰驼背；
- 突然腰痛。

如果发现了这些症状或体征，请咨询医生。未被考虑或未经治疗的骨质疏松症会导致容易受到严重骨折的伤害，如髋部骨折，这会导致活动性和独立性的丧失，并导致早期死亡。越早检测到低骨密度，越早开始治疗，治疗就可能越有效。

在男性中，低水平的睾酮（性腺机能减退）和低水平的雌激素会增加骨质疏松症的风险。事实上，与低水平的睾酮相比，低水平的雌激素似乎与男性的骨质流失有着更强的关联。男性性腺机能减退可能由几个因素引起，包括衰老或某些激素治疗前列腺癌。甲状旁腺激素的过度产生（甲状旁腺功能亢进）或甲状腺激素的过度产生（甲状腺功能亢进）也会增加男性患骨质疏松症的风险。

消化系统疾病

消化系统疾病，如炎症性肠病、乳糜泻和其他吸收不良综合征会抑制人体对钙和维生素D的吸收。而这些营养素对骨密度和骨强度至关重要。

其他疾病

其他可能增加骨质疏松症风险的疾病包括导致过多钙从体内通过尿液排泄的疾病（高钙尿症）、慢性阻塞性肺病（COPD）、类风湿性关节炎和某些癌症。

生活习惯

酒精的过量饮用或滥用可能与低骨量或骨质疏松性骨折相关，特别是如果个人进食情况不佳并且没有获得充足营养的情况下。酒精对骨细胞有多种作用，被认为主要会影响骨形成。

吸烟是另一个重要的危险因素。具体的原因和影响尚不清楚，但研究表明，吸烟的男性比不吸烟的男性骨密度更低。已知会增加男性骨质疏松症风险的其他个人习惯包括久坐的生活方式以及钙和维生素D的低摄入量，或两者兼而有之。

遗传学因素

父母患有骨质疏松症——无论是你的母亲还是父亲——都是男性和女性患骨质疏松症的主要危险因素。据估计，超过一半的骨质疏松症病例是遗传性的。

在男性中的筛查

医生们仍然在争论，哪些男性会从在任何体征或症状明显之前进行的低骨密度的常规筛查中获益。

国际临床密度测定学会提供的骨骼健康评估指南建议所有年龄在70岁以上的男性进行低骨密度检查，即使没有发生过骨

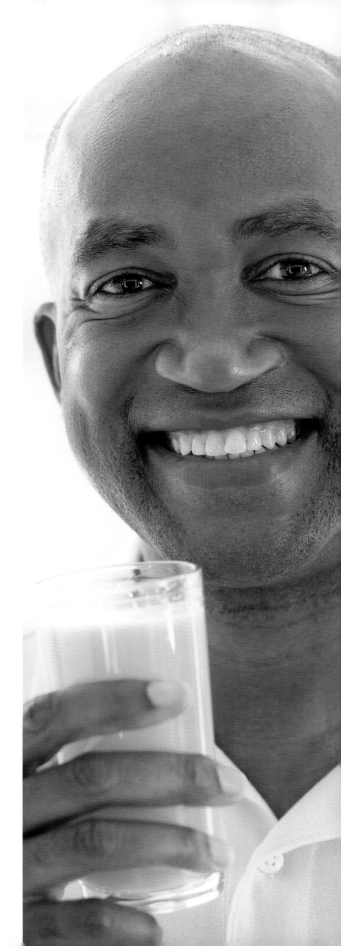

并非所有的运动都是一样的

　　对于患骨质疏松症的男性，专家建议进行负重有氧运动。这种运动涉及站起来做有氧运动，用骨骼支撑你的体重。散步是一个很好的例子。力量训练练习，特别是对背部进行锻炼的，也是有帮助的。根据骨质疏松程度，医生可能会要求减缓或避免跑步或打篮球等高冲击运动，并做扭转运动练习，如打高尔夫球或打保龄球。

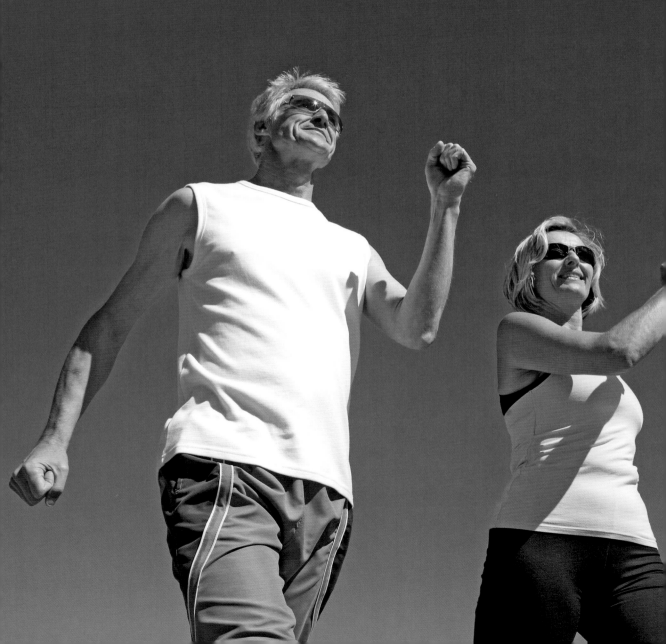

折。此外，大多数骨质疏松症专家都认为，在某些情况下应该筛查70岁以下的男性。这些情况包括：

· 出现骨质疏松症的体征或症状，如由轻度外伤骨折导致的背痛、身高变矮或弯腰驼背；

· 患有的疾病或服用的药物会增加低骨量的风险；

· X光片的结果偶然显示了低骨量或未察觉的骨折。

进行评估

对骨质疏松症的评估通常从病史和体格检查开始。事实上，如果有骨质疏松症，病史和体格检查结果或许能够解释为什么患病。

骨密度检查能证实低骨密度的存在。医生还可以进行其他检测——例如血液或尿液检测——以确定是否有潜在的原因导致骨骼变弱。对男性和女性的骨密度检查是类似的，用称为骨密度计的仪器以每平方厘米的克数测量骨骼的矿物质含量。骨矿物质含量越高，骨骼就越密实。

骨密度检查通常在最有可能骨折的骨骼上进行，例如脊柱下部、髋部或腕部。使用双能X线吸收测定法（DXA）来测定骨密度是最常见和最准确的方法之一。检查通常在髋部和脊柱下部进行。

解释结果

要解释50岁以上男性的骨密度检查结果，医生通常会查看T值，这个数值表明了偏离正常范围的程度。参考值是一组健康年轻男性的特定部位（髋部、脊柱或腕部）在骨密度峰值处骨密度的平均值。

例如，0.0分的T值表示与健康年轻男性峰值骨密度相比，骨密度恰好是平均值。T值为–1.0表示比平均值低一个标准差，而T值为+1.0意味着比平均值高一个标准差。

与女性类似，在男性中当T值为–2.5或更低时，会被诊断骨质疏松症；而当T值介于–1.0和–2.5之间时，会被诊断骨量减少。

对于一位50岁以下的男性，医生通常会查看Z值。这个数值表明偏离标准的程度。参考值是与同年龄的健康男性群体在特定部位——髋部、脊柱或腕部——的平均骨密度。例如，Z值为0.0意味着骨密度对于与同年龄的健康男性来说恰好在平均值。Z值为–1.0意味着低于平均值一个标准差，Z值为+1.0意味着高于平均值一个标准差。与年轻女性类似，当年轻男性的Z值小于–2.0时，会被诊断为低骨密度。

治疗

在许多方面，男性骨质疏松症的治疗方法与为女性推荐的类似。通常包括摄入充足的钙和维生素D、定期运动和适当的药物。如果是潜在的疾病导致骨质流失，医生会治疗原发疾病。

钙和维生素D

摄入充足的钙和维生素D对男性和女性来说都是任何骨质疏松症治疗计划的标准部分。钙是骨骼的主要成分之一。在一生中需要保持健康所需的钙量是在变化的。身体对钙的需求在骨骼快速生长的童年和青春期是最大的。但老年男性也需要摄入更多的钙。随着年龄的增长，身体吸收钙的效率下降，而且更有可能服用干扰钙吸收的药物。专家建议，70岁以下的男性每天摄入1000毫克（mg）的钙。对于年龄在71岁及以上的男性，推荐量为1200毫克。对于年龄在70岁以下、低骨密度或骨质疏松症的男性，建议每日摄入1200毫克。

摄入充足的维生素D与摄入充足的钙一样重要。维生素D通过帮助钙吸收来改善骨骼健康。对于患有骨质疏松症或骨量减少的患者，医学研究所建议，70岁以下的成年人每日摄入600国际单位的维生素D，71岁及以上的成年人摄入800国际单位。

维生素D强化牛奶中都含有钙和维生素D。其他乳制品，如酸奶和奶酪，都是极好的钙来源。富含钙的食物包括西蓝花、菠菜、鲑鱼和钙强化的果汁或谷物。阳光是维生素D的主要来源，通常情况下，你所需要的是10～15分钟的日光照射——不涂防晒霜——每周两次以维持最佳的维生素D水平。在冬季，当阳光照射有限时，可能需要补充维生素D。

如果你在饮食中或阳光照射下没能获得推荐量的钙和维生素D，请咨询医生钙和维生素D补充剂是否适合自己。

定期锻炼

定期锻炼可以帮助维持，甚至可以增加骨密度，使骨骼更坚固，更不易断裂。锻炼也会增强肌肉。强壮的骨骼和肌肉都会改善姿势和平衡能力，这可以降低跌倒的风险。

瑞典一项对2000多名男性的研究旨在明确休闲身体活动对男性骨质疏松性骨折的风险的影响。研究开始时受试者的年龄介于49～51岁。在35年的随访期中，研究人员发现，男性身体活动越积极，他们的骨折风险就越小。具体来说，髋部骨折发生在：

- 有久坐的生活方式的男性中的20%；
- 身体活动包括步行和骑自行车的男性中的13%；
- 每周至少参加3小时运动的男性中的8%。

即使没有身体活动，现在开始也不迟。研究人员还发现，提高活动水平的男性倾向于降低骨折风险，而降低活动水平的男性增加了骨折风险。

双膦酸盐治疗

双膦酸盐——一类常用于治疗骨质疏松症的药物——对男性和女性都有效。双膦酸盐可以抑制骨质破坏，保持骨量并降低骨折风险。它是一种被称为抗骨吸收剂的药物。一旦开始服用双膦酸盐，丢失骨量的速度会比新骨形成的速度慢。因此，随着时间的推移，骨密度通常来说会增加。

美国食品和药物管理局已批准3种用于治疗男性骨质疏松症的双膦酸盐药物：阿仑膦酸钠（福善美），利塞膦酸钠（安妥良）和唑来膦酸（密固达）。这些药物对于治疗由其他疾病引起的骨质疏松症也有效，如长期使用糖皮质激素或性腺机能减退。阿仑膦酸钠被用为每日或每周服用的片剂。利塞膦酸钠采用每日、每周或每月服用的药片形式。唑来膦酸每年注射一次。

通常情况下，服用双膦酸盐的时间能达到5年。如果治疗反应良好——意味着骨密度保持稳定或改善，并且没有骨折——5年后医生可能会考虑停止使用该药物。有证据表明双膦酸盐减少骨折的益处在治疗结束后仍能持续数年。

特立帕肽

特立帕肽（骨稳）是人体甲状旁腺激素的剪接形式，属于一组称为促骨形成剂的药物。鉴于抗骨吸收剂主要用于预防骨质流失，促骨形成剂可促进骨骼形成。促骨形成剂也增加了脊椎的骨矿密度，但在髋骨中的作用较小。

特立帕肽被批准用于骨折高风险的男性和女性，包括先前出现骨质疏松性骨折、由于骨密度很低导致骨折风险高的患者，或对其他治疗无效的患者。该药物的用法为每日注射。

由于其长期疗效仍在研究中，美国食品和药物管理局建议将疗法限制在两年或更短的时间内。在特立帕肽治疗结束后，医生可能推荐使用双膦酸盐或其他抗骨吸收剂来维持或改善特立帕肽获得的骨密度。

睾酮替代疗法

如果因睾酮水平低而出现骨质疏松症，如性腺功能减退，医生可能会推荐单独使用睾酮替代疗法，或与双膦酸盐或其他抗骨质疏松症药物联合使用。

睾酮替代疗法显示出能增加睾酮低的男性的骨矿密度，但在具有正常水平的睾酮的男性中无此效果。来自临床试验的证据表明，注射睾酮可改善性腺功能减退的男性的骨密度。含有睾酮的贴片或凝胶尚未被彻底评估，尽管没有理由认为它们的效果会差，除非对睾酮的吸收低于预期。如果有前列腺癌或高风险，那么不建议睾酮治疗。

自我护理

除了适当的药物治疗、补充钙和维生素D以及锻炼外，帮助降低骨骼脆弱和骨折的风险——并改善整体健康状况——还有其他两个重要的步骤。如果吸烟，请戒烟，并限制酒精饮用量。这些生活行为方式对骨骼健康也很重要。

采取行动

男性通常认为他们不需要担心骨质疏松症。尽管骨质疏松症在男性中并不像女性那样常见，但如果发生严重骨折，骨质疏松症可能更具有致残性，并且更致命。

如果出现了骨质疏松症的体征或症状——轻度外伤导致的骨折、身高变矮或突发腰痛——不要忽视它们。请和医生讨论一下。

即使没有任何体征或症状，如果年龄超过70岁，也应该进行骨密度检查作为预防措施。从长远来看，治疗骨质疏松症是一个更好的选择，而不是任其进展并承受潜在后果 ——严重且致残的骨折。

第十二章

与骨质疏松症相关的疾病

大多数人都知道，随着年龄的增长，骨质疏松症更为普遍，而女性则从绝经开始患病率增加。年龄和绝经是该病的两个常见危险因素。但是，它们不是仅有的两个因素。出于许多其他原因，骨质疏松症可能会更严重。潜在的疾病、营养不足或特定的药物可能会增加相关风险。通常，骨质疏松症是由多种因素组合造成的结果。

患有骨质疏松症也可能使患者患上相关疾病的风险增加，例如脊柱后凸，也称为驼背。

本章着重于相关联的疾病——那些可能增加患骨质疏松症的风险或由骨质疏松症导致的疾病。

内分泌疾病

人体的内分泌腺包括垂体、甲状腺、甲状旁腺和肾上腺。胰腺、卵巢和睾丸也充当内分泌腺的功能。内分泌系统通过释放激素形式的化学信使进入血液来控制细胞活动。

激素的健康平衡是达到峰值骨密度和保持骨骼健康所必需的。在女性中，雌激素过低可通过两种方式影响骨密度，既会限制生长和发育过程中骨密度的增加，也会增加骨骼成熟后的骨折风险和骨质流失率。

在男性中，任何使得睾酮产生减少的情况都会使男性患骨质疏松症的风险增加。睾酮低可以限制生长和发育期间骨密度的增加，或者可导致在骨骼成熟后的骨质流失。其他激素太多或太少也会影响骨骼健康。

以下是可能增加个体患骨质疏松症风险的一些内分泌和激素的紊乱：

· 性腺机能减退，由卵巢产生的雌激素减少或睾丸产生的睾酮减少所引起。

· 闭经，一种性腺机能减退症，月经周期在一生中应该存在的时间而消失。

· 库欣综合征，是一种身体异常产生过多皮质醇的状况。

· 甲状腺功能亢进，由甲状腺激素过度产生引起。

· 甲状旁腺功能亢进，由甲状旁腺激素过量产生导致。

· 1型糖尿病，即身体不能再产生胰岛素的这种糖尿病。

胃肠疾病

研究发现，患有某些胃肠疾病或病症的人群的骨质流失和骨折的风险增加。

炎症性疾病

已知由炎症例如炎症性肠病（克罗恩病和溃疡性结肠炎）身体中产生的天然化学物质会增加骨吸收。另外，用于治疗一些炎症性胃肠疾病的某些药物，如类固醇药物，也会增加骨质流失。

吸收障碍疾病

具有吸收障碍疾病的人，如乳糜泻，无法正常吸收营养素如维生素D和钙等，可能会出现骨质流失。

骨质流失也可能是由于瘦身（治疗肥胖症）手术导致的，其中胃和肠的一部分在消化过程中被"绕过"。手术可以帮助个体瘦身，但也会降低个体正常吸收食物中的塑造骨骼的营养物质的能力。

风湿性疾病

风湿性疾病包括类风湿性关节炎、系统性红斑狼疮和强直性脊柱炎等疾病。风湿性疾病通常由自身免疫性疾病引起。自身免疫性疾病是身体释放攻击健康组织的抗体的状况。

例如，对于类风湿性关节炎，关节炎症可能导致酶的释放，从而破坏关节的内层。受影响最严重的关节是在手、腕部、膝盖、脚和脚踝的关节。除了关节损伤之外，患有类风湿性关节炎和其他风湿性疾病的人通常比没有患病的人的骨量更低。

其中的原因尚不清楚，但可能是由于某些炎性化学物质或患病关节产生的化学物质会影响骨骼并导致骨吸收。另外，已知用于治疗风湿性疾病的某些药物，如类固醇药物，会增加骨质疏松症的风险。

糖皮质激素相关性疾病

糖皮质激素所致的骨质疏松症是由于服用类固醇（糖皮质激素）药物如泼尼松、泼尼松龙、地塞米松或可的松导致的骨质疏松症。这些药物可用于控制哮喘、肺气肿、炎症性肠病或风湿性疾病，如类风湿性关节炎或系统性红斑狼疮。

糖皮质激素药物以多种方式影响骨组织。药物对骨细胞有直接的不利影响，只要服用药物就会减慢骨形成的速度。药物开始使用后几个月，也会暂时加速骨吸收。它们会降低雌激素和睾酮的水平，而这些激素通常可以防止骨质流失。此外，糖皮质激素药物会影响人体处理矿物质钙的方式——降低肠道中钙的吸收，增加尿液中钙的流失。

任何人使用大剂量口服糖皮质激素药物或接受较低剂量的静脉注射的糖皮质激素药物达到3~6个月都有发生骨质疏松症的风险。在开始口服类固醇后的前6个月内，骨丢失倾向于发生得最快。在使用后大约1年时，骨质流失速度减慢。

以吸入形式使用的类固醇可能仅导致轻度骨丢失，优于类固醇药片。采取鼻内喷雾剂形式的类固醇似乎不会导致骨质流失。

双膦酸盐药物或特立帕肽以及钙和维生素D补充剂一般是糖皮质激素所致的骨质疏松症的治疗选择。然而，最近的一项研究表明，对于口服糖皮质激素药物的人们，特立帕肽可以比双膦酸盐阿仑膦酸钠更有效地预防骨折。

其他药物

除了糖皮质激素之外，许多其他药物可能会增加骨质疏松症的风险，或者通过降低峰值骨量（在儿童期或青年时期服用药物），或增加晚年的骨丢失。

如果需要服用与骨质流失相关的药物，请咨询医生可采取哪些措施来保护骨骼。

肝脏疾病

骨质疏松症在患有严重慢性肝病的个体中很常见。目前认为肝脏疾病会在一定程度上通过减少维生素D的产生而增加骨质疏松症的风险，导致钙吸收不良。但也可能涉及其他一些因素。

对于正在等待肝移植的个体，他们有时需要在移植手术前服用糖皮质激素药物，可能也会导致骨质疏松症。与肝脏疾病相关的化学变化也可能影响骨吸收。

此外，慢性肝病可以减少男性或女性性激素的产生，这种情况称为性腺功能减退。低雌激素和睾酮水平是已知的骨质疏松症的危险因素。与某些形式的肝脏疾病相关的过量饮酒也是危险因素。

肾脏疾病

慢性肾脏病晚期患者患骨质疏松症很常见。随着肾脏功能开始衰竭，身体内甲状旁腺激素开始增加，导致骨质流失增加。肾功能越差，甲状旁腺机能亢进越严重。

功能不全的肾脏不能产生充足的维生素D的生物活性形式，这限制了肠吸收钙的能力，加重了现有的甲状旁腺功能亢进。慢性肾脏病通常会使雄性和雌性激素产生减少，导致性腺机能减退。由于肾脏通常可清除血液中的毒素，因此毒素可能通过各种方式聚积并引起骨质流失。

移植手术

许多接受器官移植的人在手术前后都服用药物，以帮助身体准备和接受移植的器官。这些药物，包括类固醇药物、某些利尿剂、某些血液稀释药物和免疫抑制药物，可能会增加骨质流失。

进行器官移植的人在移植前通常会经历器官衰竭末期，这可能也会导致骨质流失。另外，由于与移植前的末期器官衰竭相关的无力会导致身体活动减少，也可能会导致骨质流失。

癌症

由于某些癌症对骨骼的影响或治疗癌症所用的药物和疗法的影响，患有某些类型癌症的患者患骨质疏松症的风险会增加。某些治疗例如化疗或使激素产生减少的治疗可能会降低骨密度。

芳香酶抑制剂是对患有雌激素受体阳性乳腺癌的绝经后妇女的治疗的重要组成部分。药物会抑制负责将雄激素转化为雌激素的酶。因此，它们会导致雌激素缺乏而引起骨质流失。

由于芳香酶抑制剂可快速导致骨质流失，用这种药物治疗乳腺癌的妇女应转向有利骨骼健康的生活方式，包括定期的身体活动和富含钙的饮食。在一些情况下，可以使用药物来帮助抵消与使用芳香酶抑制剂相关的骨密度损失。

骨质疏松症也源于治疗前列腺癌的某些疗法的副作用。一些男性由于治疗而激素生成减少，称为化学去势，从而导致骨质疏松症。对接受激素疗法的男性进行骨密度筛查可能是一个好办法。可能降低骨质疏松症风险的做法包括运动和每天摄入充足的钙和维生素D，也可以使用药物来抵消激素疗法的骨质疏松效应。

遗传性疾病

已经发现一些罕见的遗传性疾病与骨质疏松症的发病有关。如果患有后文图表

与低骨密度相关的药物和疾病

内分泌疾病

原发性甲状旁腺功能亢进

甲状腺功能亢进

1型糖尿病

高泌乳素血症

过早绝经

库欣综合征

艾迪生病

生长激素缺乏症

克氏综合征

特纳综合征

肢端肥大症

风湿性疾病

类风湿性关节炎

系统性红斑狼疮

强直性脊柱炎

胃肠疾病

乳糜泻

克罗恩病

恶性贫血

任何原因的吸收障碍

肝脏疾病

原发性胆汁性肝硬化

原发性硬化性胆管炎

肾脏疾病

任何原因导致的慢性肾脏病

药物

糖皮质激素

抗惊厥药（苯妥英钠、卡马西平、苯巴比妥或丙戊酸钠）

左旋甲状腺素（用量超过所需）

选择性血清素再回收抑制剂类抗抑郁药（SSRI类抗抑郁药）

环孢素

注射狄波-普维拉（醋酸甲羟孕酮注射液）或类固醇

利尿剂导致高钙尿症

长期肝素治疗

锂剂

甲氨蝶呤或其他抗代谢类药物

抗精神病药物（吩噻嗪衍生物）

含铝磷酸盐结合剂

四环素（过度使用）

促性腺激素释放激素（Gn-RH）激动剂

质子泵抑制剂

遗传性疾病

成骨不全症

埃勒斯-多洛斯综合征

高雪氏病和其他糖原贮积病

高胱氨酸尿症

低磷酸酯酶症

马凡氏综合征

缅克斯综合征

线粒体肌病赖利－戴综合征（家族性自主神经机能异常）

镰状细胞性贫血

地中海贫血

先天性卟啉症

血色病

淀粉样变性

大疱性表皮松解症

血友病

运动障碍（帕金森病）

多发性硬化症

长期胃肠外营养

结节病

素食

癌症

多发性骨髓瘤

系统性肥大细胞增多症

白血病

限制活动

任何原因导致卧床休息

脊髓综合征

长期太空飞行

其他原因

任何原因导致维生素D缺乏症

钙的低摄入或低吸收

缺乏体育锻炼

怀孕或哺乳期

过度饮用酒精

特发性脊柱侧凸

乳糖不耐受

神经性厌食症

慢性阻塞性肺病

子宫内膜异位症

中列出疾病的其中一种，请注意患骨质疏松症的风险会增加。

脊柱后凸

脊柱后凸是上背部向前弯曲。一定程度的弯曲是正常的，但后凸畸形弯曲得更加严重。虽然脊柱后凸可发生在任何年龄段，但在老年妇女中最常见。该病的其他名称包括圆背和驼背。这种畸形也被称为"贵妇的驼背"。

年龄相关的脊柱后凸通常发生在骨质疏松症削弱了脊椎骨以至于破裂和压缩的时候。少数类型的脊柱后凸发生在婴儿或青少年时期。

轻度脊柱后凸畸形可能不会引起明显的体征或症状。然而，严重的情况会影响肺部、神经和其他组织和器官，造成疼痛和其他问题。除了异常弯曲的脊柱，脊柱后凸可能会导致某些人背部疼痛和僵硬。

某些人群患脊柱后凸的风险较高：

· 姿势不佳的青春期女孩患有姿势性脊柱后凸的风险更高。

· 10～15岁的男孩患休门脊柱后凸的风险更高。

· 患有骨质疏松症的老年人椎骨骨折的风险较高，可能导致脊柱后凸。

· 患有结缔组织疾病如马凡氏综合征的人群，患病风险更高。

病情的治疗取决于病因以及存在的体征和症状。医生可能会建议使用止痛药。如果非处方药如对乙酰氨基酚（泰诺等），布洛芬（艾德维尔、美林等）或萘普生钠（萘普生）效果不够，可以通过医生处方获得更强的止痛药。此外，用于治疗骨质疏松症的骨强化药物有助于防止可能导致脊柱后凸畸形恶化的其他椎骨骨折。

其他治疗脊柱后凸畸形的方法包括伸展运动以改善脊柱的柔韧性，以及加强腹部肌肉以改善姿势的运动。患有休门脊柱后凸畸形的儿童可在骨骼仍在生长时佩戴护具来阻止疾病的进展。

如果脊柱后凸的程度非常严重，特别是如果变形的脊柱挤压了脊髓或神经根，医生可能会建议进行手术以改善畸形。最常见的手术称为脊柱融合术，是将两个或更多受影响的椎骨永久连接起来。外科医生在椎骨之间插入骨片，然后用金属丝、板和螺钉将椎骨固定在一起。

限制活动

　　任何限制活动能力的疾病或残疾都可能导致骨质流失。使用轮椅或有运动困难的人可能会经历骨密度的损失。他们不能参加负重活动，否则将会非常痛苦。

　　负重活动包括任何身体活动，脚或腿会支撑或承载体重。当长时间无法移动并且无法步行或站立时，骨质流失的风险就会增加。

　　没有负重活动的一个极端的例子在太空宇航员的身上可以观察到。当没有重力影响骨骼时，宇航员即使锻炼以防止骨质流失，也会失去骨量。

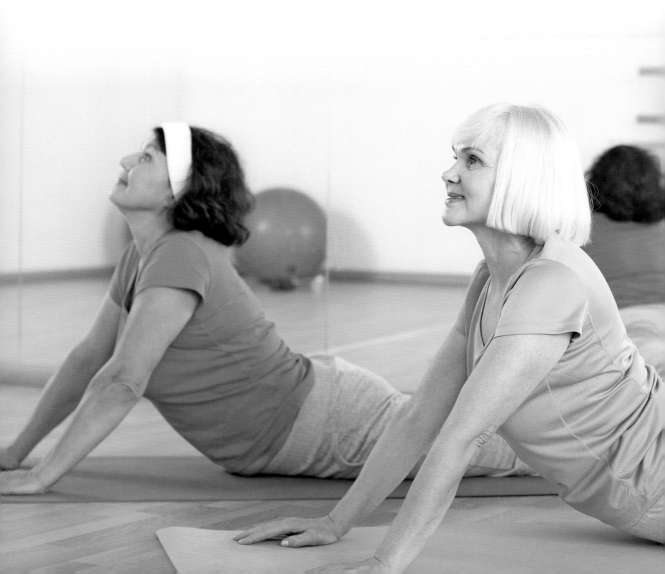

第三部分

与骨质疏松症共处

第十三章

健康生活攻略

骨质疏松症虽然是骨骼类疾病，但会累及骨骼系统外的组织。许多骨质疏松症患者开始学习如何在日常生活中适应骨质疏松症的症状。然而，对于其他人，特别是骨折患者，骨质疏松症在身体、心理和社会上都会造成巨大损失。

假如患有骨质疏松症，完成工作和家庭任务也许会变得更加困难，可能需要他人的帮助，可能会历经疼痛、疲惫、压抑、焦虑和不安，可能更难维持好社交关系，还可能不会如从前那般独立和活跃。

不过应对任何慢性疾病都需要耐心和恒心，无须绝望或避开正常生活，患者仍然可以保证生活质量。

这一章会提供一些在身体、情绪和社会方面应对骨质疏松症的小攻略，可能需要一个团队的努力，包括家庭和医护团队。总之，需要患者个人的努力。

保持正确的姿势

当涉及扭动、举重、搬运、弯腰动作时，骨质疏松症患者受伤的风险较大，但小心不是意味着停止活动。

患者可采取措施提高自身安全，避免骨折和跌倒。学会用正确的姿势和人体力学就座、站立及移动，有助于身体各机能在日常生活中更好运转。

糟糕的姿势会增加肌肉和骨骼的压力，引起倦意，更易造成损伤，加重骨质疏松症。尽量全天都保持正确的姿势，包括运动的时候。在确保安全的情况下活动，患者可完成很多设定的任务。

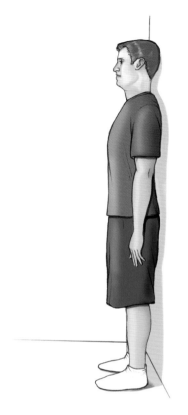

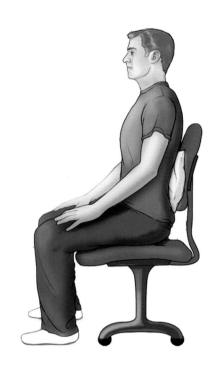

图13-1　正确的站姿：抬头挺胸，下颚微收，肩部放松，臀部保持水平，膝盖垂直但不是闭锁状态，双脚平行

图13-2　正确的坐姿：头部和脊柱垂直，背部与腿部呈90度角，背部保持生理曲线

你站着高吗

墙壁实验是纠正站姿的一种方式，具体为：站立时，后脑勺、肩胛骨、臀部紧贴墙壁，脚后跟距离墙壁5～10厘米。

将伸直的手放在背部与墙壁的空隙间来检测脊柱下半部的曲线，手应紧贴下背部与墙壁。假如背部与墙壁间的空隙大于一只手的厚度，可调整骨盆减少间隙至刚好容纳一只手。

假如很难将手置于下背部和墙壁之间的空隙，为维持正确的姿势，可适当增加空隙的宽度。

安全移动

对于骨质疏松症患者，哪怕是轻微的拉力或压力都可能导致骨折，因而了解需避免哪类运动至关重要。尽量少弯腰，尤其在举重物或探出身体时，同时，也尽量避免脊柱的过度弯曲。以下是有助于改善姿势的一些小技巧：

· 站立时想着站得高一些，保持腹部肌肉紧绷。

· 站立时将身体的重量集中于双足。

· 穿舒适而没有后跟的鞋。

· 在某地站着时，可以先用一只脚踏在凳子或椅子等上面，并定时换成另一只脚踏，如此反复。

· 肩上承受的重量不应超过0.9千克。

· 座椅应选择能够支撑背部的直背椅。

· 就座时，椅子的最低高度应达到能够使大腿与座位在同一平面，脚平放于地面的高度。

· 久坐时，偶尔抬腿用脚踏在脚凳上，也可以前后移动变换姿势。可以的话，每半小时站起来走动走动。

· 坐在（汽车上的）凹背座椅或软椅上时，可用卷起的厚毛巾或枕垫（放在背后）支撑下背部。

咳嗽和打喷嚏

用力咳嗽或打喷嚏的力会让身体猛地前倾，假如骨骼脆弱，突然前倾可能造成压缩性骨折。把手放在背后或大腿上可以支撑身体，养成这种习惯可避免此类损伤。

工作和抬举

尽量用正确的姿势和身体力学着手日常

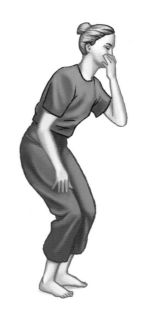

图13-3　打喷嚏：把手放在大腿上，背部得到支撑后，可抵御打喷嚏的力

睡眠

对侧卧入睡者，大腿可以向胸部靠近一点，在两腿中间放一个枕垫。

对仰卧入睡者，枕垫可放于膝盖下和颈下起支撑作用。

对俯卧入睡者，只要在腹部下面垫一个枕垫即可。

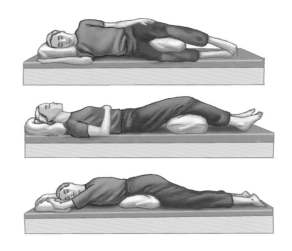

图13-4　正确的睡眠姿势

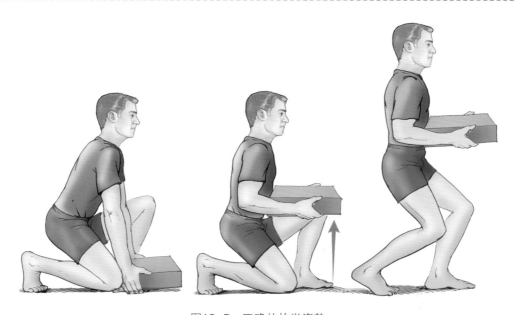

图13-5　正确的抬举姿势

抬举

尽管是那些较轻的物体，举起时仍可压迫脊柱。下面是正确的抬举方式：

· 双脚分开，与肩同宽，保持脊柱正常的曲线。一只脚先迈出，通过臀部与膝盖的弯曲让身体下降至膝盖着地，将身体的重量集中于脚掌。

· 着地的膝盖与将要抬举的物体离得近一些，假如该物体有点重量，可以先把它放置于弯曲的膝盖上。

· 拿到物体后，用腿部肌肉的力量从地面起身，挺直身体时可以轻轻地吸气，不要屏住呼吸。

· 靠近身体将物体举起至腰部位置，两前臂最好在物体下方。以脚为支点转身，不要扭动腰部。

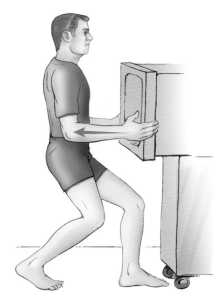
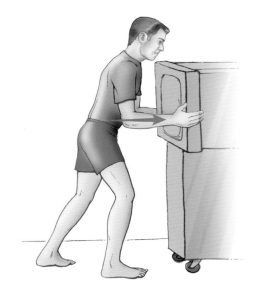

图13-6　正确的推拉姿势

推拉

移动物体时，把对背部的拉力降到最小。任何时候，与其拉东西，不如推东西。

·不要弯曲腰背部，弯曲膝盖，手臂与物体才能在同一水平线。

·向前或向后移动时，保持脊柱正常的曲线，用身体的力量拉动或推动物体。

使用长柄工具

　　使用靶子、扫帚、拖把和吸尘器都会对脊柱产生不适当的压力，为减少此类压力，可以：

　　·一只脚向前站立，利用摇摆运动将身体的重量转移到前脚，拉回时，将重量转移至后脚。

　　·用手臂和腿部运动替代背部运动。

　　·手不要伸得过远，避免扭动和大幅度的动作，缓慢而顺利地完成任务。

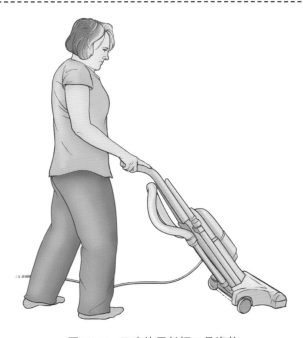

图13-7　正确使用长柄工具姿势

完成日常任务的安全技巧

干家务活时，记住这些建议：

· 假如在扫地，记得用长柄簸箕。

· 在家具下安装小脚轮以便于搬动。

· 使用立式真空吸尘器可以减少弯腰的频次，自动真空吸尘器也便于使用。

· 拖地前，先在桶里装一半水然后用双手把它放于地面，再用一个小型容器向桶里装满水。拖完地后，用该小型容器舀出半桶水，然后提起桶把剩下的半桶水倒入下水道。

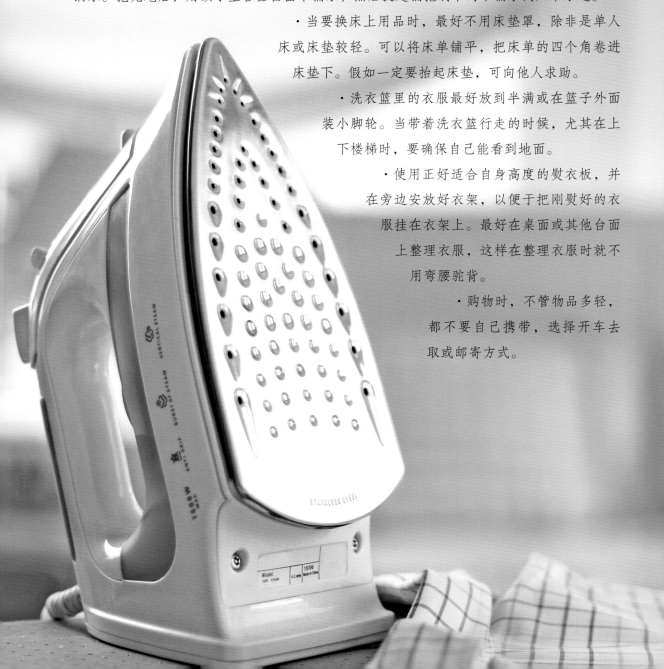

· 当要换床上用品时，最好不用床垫罩，除非是单人床或床垫较轻。可以将床单铺平，把床单的四个角卷进床垫下。假如一定要抬起床垫，可向他人求助。

· 洗衣篮里的衣服最好放到半满或在篮子外面装小脚轮。当带着洗衣篮行走的时候，尤其在上下楼梯时，要确保自己能看到地面。

· 使用正好适合自身高度的熨衣板，并在旁边安放好衣架，以便于把刚熨好的衣服挂在衣架上。最好在桌面或其他台面上整理衣服，这样在整理衣服时就不用弯腰驼背。

· 购物时，不管物品多轻，都不要自己携带，选择开车去取或邮寄方式。

活动。

询问自己，是否有更有效的新方式完成普通的活动。

避免探身、弯腰、扭动，或快速而大幅度地移动，因为对骨质疏松症患者来说，这些动作都是危险的。假如不得不扛起、拉动或推动某物，可以用适当的技巧完成。

睡眠

睡觉的方式也很重要。躺下后，保持脊柱正常的生理曲线，避免加重背部不适的睡姿。下面列举了一些可以防止骨折的睡眠姿势。谨记，从仰卧到坐起或起床期间，先侧卧再坐起，不要先抬起头部和上背部直接坐起。

促进情绪健康

骨质疏松症会诱发各种情绪，病情越严重，情绪可能越强烈。第一次得知自己患有此病的时候，也许会感觉备受打击、怀疑或愤怒。假如骨折了，还会感觉无助。焦虑、抑郁也是常见的反应。

面对慢性疾病，负面情绪是常见的反应，无可厚非。但这种情绪不一定要占上风。对许多人而言，第一步是承认负面情绪的存在。在一种经常赞扬乐观主义者和批评抱怨者的文化中，做到第一步也许有点困难。

担忧和焦虑

骨质疏松症患者最普遍的担忧之一是：骨折了怎么办？可能担心骨折会剥夺自身的独立能力，害怕变得更依赖他人。假如辜负了自己或他人的期许，会感觉更焦虑。假如病情限制了做饭、清洗或照顾自己的能力，这种担忧尤为突出。

害怕骨折常导致活动的受限。遗憾的是，这会引发一次恶性循环：久坐的生活习惯会加重身体的健康状况，这会让自己对跌倒更敏感，因而也更不活跃了。活动的减少还会引起情感淡漠、孤寂感和多愁善感。

调节压力

谁都会有压力，但慢性疾病如骨质疏松症会让患者的压力逐渐增加。有时候，知道压力的起因能更好地克服压力。以每天活动的健康平衡为目标，包括合理安排工作、身体活动、社交、放松和休息的时间。以下是缓解压力的小攻略：

管理日程

有计划的一天有助于更好地掌控生活。提前15分钟起床可以缓解早晨的匆忙。手动制订每天的活动计划，这样能减少活动冲突，不用担心不能赴约。

先计划再行动

在着手一个任务前，收集好需要的所有道具。比如，为减少上下楼次数，可以把清洁用品都放在一个桶里，或逛街前准备好需要的东西，就不用再回家拿东西了。

常用的物品放在容易取得之处

管理好生活和工作场所，以便常用到的物品近在咫尺。比如，把扳钳和螺丝刀放在工作台的配挂板上，把常用的文件放在书桌上。

分解大任务

不再把大量的时间花在一项活动上。与其一天都在园地里种植，不如每天花一两个小时，用三到四天的时间慢慢完成。

以合适的速度工作

与其匆忙完成一项任务，不如慢一点，以舒适的速度工作。

抑郁

慢性病患者抑郁症发生率比正常人群高2~3倍。假如骨质疏松症阻碍患者完成每天任务或因为骨折引起疼痛，就有抑郁的风险了。活动减少或体态改变引起的焦虑也和抑郁有关。

抑郁症本身的表现方式多种多样且难以察觉：

- 睡眠问题；
- 胃口的变化；
- 对大多活动失去兴趣或乐趣；
- 易怒和情绪波动；
- 烦躁不安；
- 感觉自己一无是处，内疚或绝望；
- 精疲力竭；
- 更容易分心，注意力和记忆力开始下降。

假如感觉自己可能有抑郁症，应将情况告知家庭医生或其他医学专家。抑郁症的治疗很重要，如未治疗，患有其他疾病的风险会增加。如接受治疗，大多抑郁症患者的病情通常能在几周内得到改善。治疗方式为：药物治疗、心理治疗或两者皆有。

愤怒

面对慢性疾病、疼痛或残疾时，一开始生气是正常反应，但一直生气、克制情感或爆发性的情感爆发都有害身心健康。

无论是短暂而强烈的，还是长期而压抑的愤怒，如管理不当，都可能造成头痛、腰痛、高血压和其他疾病。愤怒还可能增加肌肉的紧张性，让肌肉难以得到放松。我们的目标不是停止愤怒，而是寻找方法应对。

自尊

骨质疏松症可能会打击患者的自尊心。假如多发性骨折影响患者完成工作、追求

好的形象

对外表感觉良好与自信密切相关，但一些骨质疏松症患者在挑选合适而好看的衣服时也许有些困难。脊椎的压缩性骨折可能造成身高的下降，还可能发展为背部弯曲或腹部隆起。穿上衬衫会有紧绷感，感觉裙子和裤子都太长，尤其在穿裙子时，似乎前长后短。

假如自己能缝补，可以尝试着改造或修剪从商店买来的衣服。假如不会缝补，下次买衣服时可以考虑以下一些建议：

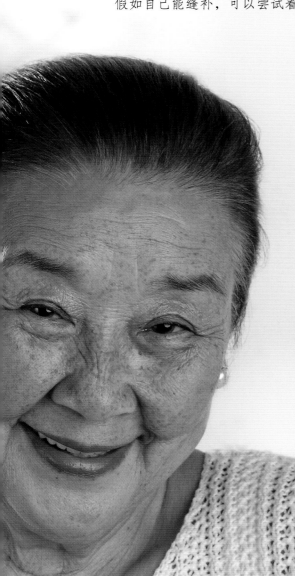

·考虑宽松的款式：买衬衫时可以选袖子比较宽松且合适的，比如斗篷式或套袖式。

·买大一码的衣服：紧身的衣服容易凸显一些我们不愿让人察觉的身体变化。

·挑选直边的夹克、运动服、衬衫和裙子：找四四方方而宽松的服装，尝试穿有肩垫的衬衫或夹克。

·避免凸显腰围的衣服：穿腰围线更下的衣服可以更好地遮住突出的腹部。

·保持衣橱的简洁，便于取放衣物；加上一些装饰物如围巾或帽子会更亮丽。

·尝试不同类型的文胸，比如前扣文胸、运动文胸或肩带交叉文胸，即挑选合身且舒适的文胸。

维护社交

是否需要增进我们的社交呢？可以考虑以下技巧：

· 注意回复亲朋好友的电话、短信、邮件、信件。

· 接受社交晚会的邀请。

· 主动邀请朋友参加活动。

· 多参加社区活动和家庭聚会。

· 当地聚会时，有机会可以多与他人攀谈。

· 加入一个相对骨质疏松症患者安全的运动团体，医生会给出安全的范围。

· 和以往一样对待朋友，以单纯的方式交往。

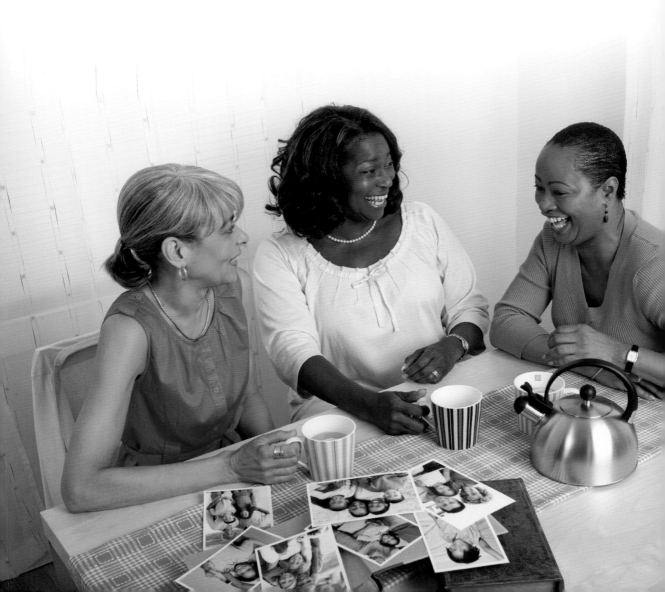

业余爱好或从事家务活，患者可能会感觉能力下降，因此也逐渐伤害患者的自尊心。

身体上的变化也是一件烦心事，比如驼背、身高下降或腹部隆起，感觉自己莫名其妙地变形了。

在如此重视年轻、美丽和活力的社会中，接受骨质疏松症带来的身体变化变得尤为艰难。这些典范在正常情况下都难以实现，假如伴随骨折，达成这些就更困难了。

应对措施

研究显示，骨质疏松症患者可以通过积极的健康管理改善情绪。以下是一些有助于缓解压力、焦虑、抑郁和提升自信的策略。

自我教育

随着我们对骨质疏松症的了解增多，它也没有想象中那么危险、那么抽象。因为对未知的恐惧会引发焦虑感，而理解有助于缓解恐惧。比如，害怕摔倒，可以通过安全地变动位置把摔倒的风险降至最低。记住，停止活动只会损害健康且易于摔倒。

运动

研究表明，定期运动能缓解焦虑的症状，在治疗轻中度抑郁症中起重要作用，在塑造更好的自我形象和增强自信方面也具有促进作用。第九章有更多关于身体活动与骨质疏松症的描述。

学会放松

适时的放松有助于抵消压力，有助于应对日常需求，还有助于人们保持精力充沛和提高效率。放松的方式有很多，比如：深呼吸、渐进式肌肉放松法、冥想、生物反馈疗法、催眠、引导想象。向理疗学家学习不同的放松技巧大有裨益。

练习积极地思考

主动的自我对话是很多人认为有效的一个解决方法。自我对话就是每天在无意识的状态下滋生出的无限想法，或积极或消极。

经过练习，人们可以识别消极的想法，并用积极的想法取而代之。例如，假如有这种消极的自我暗示："我不能用我习惯的方式完成任务，所以我是无能的。"可以用更积极的自我暗示："我可以完成许多我喜欢的事情。只要我克服了它，我就占主动地位。"随着时间的累积，积极的自我对话会不知不觉地变成一种习惯。

控制发怒

学会识别生气的起因及警报信号。当快要生气时，停下来想一想。记住，我们在应对此类情况时可以选择处理方式。寻找缓解强烈情感的方法，比如将感受写下来、听音乐、干些园艺活或画画。

前面提及的方式对自信心的提升将有积极作用，以下的建议将有助于建立一个强大的自我价值感。

· 为每天都制定一些可达成的目标，一天下来，我们会有一种成就感。

· 寻找情感支柱。可以找家人、朋友倾诉，亦可与法律顾问、宗教顾问或心理健康专家交谈。

· 助人为乐，帮助他人能让我们意识到自己的人生意义。

· 做自己喜欢的事情，比如听音乐、看书、看电影，或和朋友出去散心。

保持社会联系

对很多人来说，一段满意的社会关系是身心健康的关键因素。有了社会关系，生活才有目标感，而且保持社会关系也有益健康。研究显示，相对独自面临疾病的人们，那些有强大社交关系支撑的人能更好地从疾病中恢复。因为家人和朋友有助于我们从疾病中康复，包括骨折。社会交往促使我们更好地生活。

骨质疏松症带来的社会后果

骨质疏松症会以几种方式影响我们与亲朋好友的关系。

一定程度上，很多人以自身的社会地位来定义自己，比如父母、配偶、同事或经理。依靠配偶或成年孩子的帮助有助于更好地独立。轻微的骨质疏松症也可能影响与他人的相处，在工作或家庭中可能会少了一种共同努力感和奉献感，还可能难以回报朋友的好意。

根据病情或骨折风险，可能不得不放下部分或全部工作和家庭责任。

因为慢性疼痛或担心骨折，病情严重的骨质疏松症患者可能要退出很多社会活动。假如正在经受慢性疼痛，开车、坐在硬椅子上、站立或行走都可能迅速加重疼痛。为防止疼痛，可以不再参加一些惯例活动，如打牌、看电影和旅游。

担心摔倒也可能造成社会隔离。因为担心被推倒或绊脚而不去公共场所，特别是拥挤的地段。还因为拿包很困难，所以去杂货店或商城购物也变得更艰难。

伸出手来

大多数患者以前非常自立，所以觉得向他人寻求帮助很难堪，特别是在自己已经做了大半辈子的事情上。但是，现在是时候把安全性置于独立性之上了。

尽管刚开始依赖他人会不习惯，但这种依赖有助于管理身体健康和独立生活。比如，找他人帮忙完成一些生活中的任务，包括购物和干家务活时提一些有重量的东西，这样可以降低骨折的风险。在需要帮助的时候求助他人不是脆弱的标志。

诚然，人际关系带来的压力有时和鼓励一样多。亲人也许难以理解患者的心理历程，但他们很可能愿意帮助患者适应生活。家人和朋友可以给予鼓励，提供轻微而有益的反馈，在需要帮助的时候伸出援助之手。记住，一段好的关系需要耐心、承诺和接纳。家人和朋友需要接纳患者的需求，正如患者自己也要接纳家人朋友的需求。

加入一个支援团队

没有人理解自己的经历是件很沮丧的事情。但是总有那么一群理解的人，因为他们也在经受着同样的过程。支援团队或自助团队召集关心共同事物的人。虽然有家人的理解，但有时候向有同样经历的人倾诉也有益，心理上能得到安慰。

支援团队会给予患者一种归属感，能提供一个交流各自感受和担忧的平台，也能提供一个认识新朋友的机会。

支援团队可能在形式和规模上不尽相同，但都是基于同样的信念。常于图书馆、医院或社区中心开展会议。许多团队由医院或诊所赞助，或由专业医务人员带领。

第十四章

骨折康复

如果开始不花时间计划臀部手术后6个月的生活，下次洗澡后滑倒并摔伤髋部，还是不计划，结果后面只能挂着拐杖在家里附近走动走动。因为要帮忙做一些家务，像洗衣服和做饭，所以更不能像以前一样出去和朋友聚会了，感觉再也变不回从前的自己了。

从一段骨折中恢复，特别是骨质疏松症相关骨折，确实会历经痛苦和沮丧，且耗时较长。然而，很多人也真的重获了曾经的生活能力和一段相似的生活状态。总之，身心越健康，态度越积极，恢复就越好。

这一章会展示骨折的愈合和重建过程，也包括最常见的骨质疏松症相关骨折的治疗——脊柱、髋部、腕部的骨折。而且，这一章还会介绍一些控制疼痛的方法，因为骨折会伴随疼痛。了解可能的骨折及其治疗有助于加快恢复过程，还有助于更积极地生活。

康复

术后康复的效果取决于骨折的部位和严重程度。加上及时的就医和机体自身的修复功能，骨折能在几个月内愈合。比如，腕部骨折后，采用石膏外固定法和挂手臂吊带直到腕部骨折较稳定且可承重后，骨折一般会痊愈。

但不是所有骨折的治疗都那么简单，一些骨折如髋部骨折，一般需要手术治疗。其他骨折如脊柱骨折，在骨折愈合后会有慢性疼痛，可能还需要其他的治疗方案。

不同的骨折有着不同的治疗方案。除了治疗骨折，还没开始治疗骨质疏松症的患者还需要针对骨质疏松症接受相应治疗。

骨折的愈合不代表痊愈，可能还需要进一步的治疗来恢复机体的力量和活动能力。而且可能还需要其他方案预防其他骨折，这些方案除了药物治疗外，还包括饮食、运动和其他生活方式的调整。

本章的开头要讲骨折的愈合过程。

骨折的愈合

骨骼处于不断自我更新的过程，称之为重塑。骨组织内有两种细胞在功能上相对应，破骨细胞的功能主要是清除或重吸收老化或损伤的骨组织，而成骨细胞则生成新的骨组织，这种持续的循环过程是骨折愈合的基础。事实上，骨骼是机体内唯一可以以同样的组织替代损伤组织的坚硬组织。其他组织损伤，如皮肤创伤，其愈合过程是以其他纤维组织替代皮肤组织为主，而纤维组织会留下疤痕。

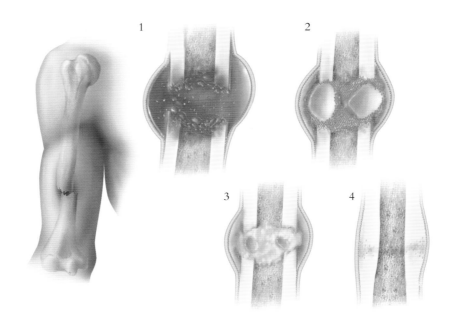

图14-1　骨折的愈合过程：1.骨折后，血块形成，封闭骨折端附近的破损血管；2.新生骨生成后形成软骨痂；3.成骨细胞生成网状的松质骨，形成内部夹板衔接各骨折端；4.钙和其他矿物质沉积，形成硬质骨

骨折的愈合分为以下几个阶段：

第一阶段

折断后的骨组织像其他组织一样会出血，血块形成，封闭骨折附近的破损血管。血块内的信号分子向特定细胞发出信号协助修复。同时，破骨细胞开始清除破损的骨组织。第一阶段常持续两周。

第二阶段

接下来的四周，成骨细胞重新生成骨组织，骨胶原构成的软骨痂在折断处形成新生骨的结构性框架。

第三阶段

成骨细胞继续生成网状的松质骨，形成内部夹板衔接各骨折端。

第四阶段

后6～12周内，更致密坚硬的硬质骨替代松质骨。骨胶原内新沉积的矿物质聚集，新生骨变硬，骨强度增大。这种情况下的骨折才可被视为愈合，但是骨的重塑过程仍在继续。

整个愈合过程中，各骨折端必须正确对齐，才能完全愈合。骨折端没有对齐会导致愈合出现问题或不能得到重塑。这种情况需要手术或其他医疗操作对骨折端进行复位和固定，骨折才能良好地愈合。

椎骨骨折

骨密度下降后，构成脊柱的椎骨功能下降。最后，一些椎骨丢失了大部分矿物质，脊柱变得不稳固。摔倒，甚至不恰当地扭动躯干，都可能造成压缩性骨折。举起超过脊柱能承受的重物也可能造成压缩性骨折。脊柱逐渐被破坏，后面自动断裂。

压缩性骨折的症状各不相同：从无症状，到突然剧烈的疼痛或长期慢性疼痛。

压缩性骨折的治疗一般包括：卧床休息、止痛药、以支架固定躯干和物理疗法。压缩性骨折的愈合期一般为2~4个月，其间，疼痛会逐渐消退。

然而，疼痛有时持续存在，而且常规的疗法不能缓解此类疼痛。此时可能需要考虑手术方案以缓解骨折引起的长期而顽固的疼痛了。

止痛药

非处方止痛药有助于减少不适，特别是在恢复初期。常规的非处方止痛药包括阿司匹林、对乙酰氨基酚（泰诺等药品名）、布洛芬（艾德维尔、IB布洛芬等药品名）、甲氧萘丙酸钠（萘普生等药品名）。

不推荐长期服用这些药物，因为它们有烦人的副作用，如消化道出血、消化不良、头晕、腹胀和腹痛。假如长时间定期地服用这些药可能还会出现肾脏病变。

像那些含有可待因的强效处方止痛药可用于剧痛的治疗，但是这些处方药有便秘和其他副作用。长期使用这些药还可能出现耐药现象，而耐药现象一旦发生，则需要更大剂量的止痛药才能缓解疼痛。

卧床休息

卧床休息数日后，压缩性骨折的疼痛常能得到缓解。相对软床垫，硬床垫能更好地支撑脊柱。尽管卧床休息能缓解最初的疼痛，但卧床超过一定的天数也不利于身体的恢复，甚至可能损伤背部，加重骨质丢失。

所以能动的时候应该尽早下床活动，平衡好休息和活动的时间，因为身体活动能增强背部和腹部的肌肉力度，改善对脊柱的支撑。

支撑

假如卧床期间疼痛一直持续，医生可能会建议穿戴腰围以支撑背部。穿戴腰围的时间一般较短，如在可能拉伤背部活动期间。戴上腰围后，背部无须肌肉支持，造成腰背部的肌肉活动减弱。

药店和医药用品商店一般都有腰围，有很多款式可供选择，医生或理疗师会推荐最适合的一款。

锻炼

锻炼能增强背部肌肉力量，有助于保持正确的姿势、减少骨质丢失、改善健康状况，可以防止骨折。医生或理疗师会根据以上益处设计一个安全的锻炼方案，同时把骨折的风险降至最低。锻炼计划包括以下几种：

负重练习

此类运动主要依靠双脚，由骨头支撑体重，比如行走。

抗阻练习

此类运动的作用力主要依靠特定的肌肉和骨头，比如，利用重力的运动。

背部增强练习

此类运动有助于保持或改善身体姿势，可预防骨折。

在开始一项锻炼计划前一定要咨询医生或理疗师，因为有些运动或活动会增加压缩性骨折的疼痛，甚至造成再次骨折。

椎体成形术

椎体成形术是用穿刺针在X线监护下向塌陷的椎体内注入丙烯酸树脂骨水泥的手术技术。骨水泥被灌注后在几个小时内变硬，通过封闭和稳固骨折处缓解疼痛。这种手术一般持续1~2个小时。

一般是不稳定性脊柱骨折或剧烈疼痛的患者接受椎体成形术，但是手术的效果难以评价。2011年有一项关于椎体成形术的多中心随机对照实验，实验分别在美国和澳大利亚进行，接受椎体成形术的一组为实验组，接受一个过程相似但未注入骨水泥的手术的另一组为对照组（安慰剂组），结果显示实验组的效果并没有优于对照组。

这项研究总体上并没有贬低椎体成形术的效果（尽管有其他研究吹捧该手术的效果），但确实需要涉及更多人群的进一步研究来揭示其最终效果。

椎体成形术的并发症很少。骨水泥硬化的过程中会产热，会影响到脊髓末梢神经，可能造成暂时的不适，但也能缓解疼痛。

椎体成形术主要的问题是骨水泥的泄漏，灌注过程中可能会渗入邻近组织。实验研究表明骨水泥的泄漏一般没有副作用，但是少量病例出现过神经压迫和疼痛加剧症状。

椎体后凸成形术

椎体后凸成形术的过程与椎体成形术相似，术中会用到球囊穿刺针。穿刺针进入椎体后，扩张气囊，将骨水泥注入。在大多数病例中，该操作不仅能增强椎体的硬度，还可能扩大病变椎体体积。

有研究表明椎体后凸成形术可以缓解疼痛，严重的并发症也少见。但是，医疗专家仍提醒医务人员需进一步研究该手术的风险、获益和效果。

髋部骨折

髋部骨折病情严重，特别是对于老年人，其并发症可威胁生命。髋部骨折主要见于65岁以上的患者，80岁以上老年人患有该类型骨折风险大大升高。

髋部骨折几乎都需要手术修复或置换髋关节，术后还需物理治疗。只有在病情很重、手术风险较大的情况下，医生才会选择非手术疗法，如牵引术。手术类型取决于骨折的位置、骨折的严重程度和年龄。

股骨颈骨折

大腿的长骨与骨盆相连，相连处为球窝关节。关节内股骨的狭窄段被称为股骨颈，是髋部常见的骨折位点。医生治疗该骨折主要用以下3种方式之一：

内固定

术中用金属螺钉在骨内将断骨连接固定，骨折处可慢慢愈合。在一些病例中，需要用到钢板，钢板平行于股骨旁，螺丝钉固定钢板和断骨。

部分髋关节置换术

假如断骨末端对位不齐或严重受损，医生会建议切除坏死的股骨头和股骨颈，安装一个金属假体来替代原来坏死的股骨头和股骨颈。

全髋关节置换术

全髋关节置换术是用假体置换股骨上部分和骨盆内骨。对于出现关节炎或骨折前就有关节损害并影响到关节功能的患者来说，全髋关节置换术是个不错的选择。

股骨粗隆间骨折

股骨粗隆间是靠近股骨颈的一个位置。粗隆间骨折的手术常需用到一种加长金属螺钉，被称为髋部加压螺钉，起加固作用。小螺钉固定折断的股骨，股骨旁的钢板由加压螺钉固定，促进断端的吻合，骨折逐渐愈合。

常见问题

髋关节手术需要全身麻醉或局部麻醉。假如是全关节置换，手术要用到与椎体成形术、椎体后凸成形术中类型相同的骨水泥，几小时后骨水泥即硬化，假体被固定。

有时需要用到另一种假体，骨头能长入该假体内，长成与原来的股骨头相同的形状。这种治疗耗时较长，因为生成新骨骼需要时间。混合假体由骨水泥和非骨水泥部分组成，一般关节窝为骨水泥部分，股骨颈为非骨水泥部分。

人造髋关节一般维持20年的功能，假体终会失效，需要再次手术。一般推荐老年患者实行部分或全髋关节置换术，因为老年患者对人工关节施加的牵拉力比年轻患者更小。年轻患者一般接受内固定治疗，只要骨折端对齐，到达正确的解剖位置，任何年龄的患者都可以接受内固定治疗。

假如髋部患有感染或皮肤疾病，手术将推迟，病情改善后方可开始手术。患者在术前将得到一个全面的评估，包括用药史、髋部损伤程度和现阶段身体状况的评估。同时，医生会针对个人情况讨论手术风险和受益。

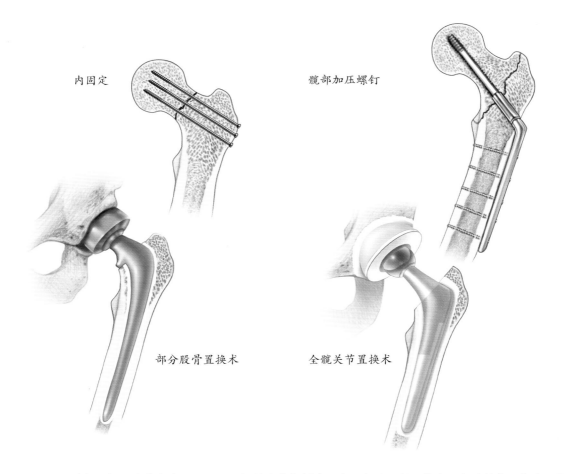

内固定

髋部加压螺钉

部分股骨置换术

全髋关节置换术

图14-2 髋部骨折的治疗方案：股骨颈骨折的治疗包括内固定、部分股骨置换术、全髋关节置换术，股骨粗隆间骨折可能要用到髋部加压螺钉

住院期间

髋关节手术通常住院，时间不定，从几天到一周都有可能，取决于恢复情况。医务人员会帮助患者尽早活动。

髋部手术的一个严重并发症是下肢深静脉血栓的形成。血栓可能被冲破成小血栓，随着血液循环流到肺部，引起肺栓塞，肺栓塞可在数小时内造成患者死亡。医护人员将密切监测病情变化，预防肺栓塞的发生。

术后轻度的活动对预防栓塞至关重要。卧床期间可以缓慢地上下活动双脚或扭转关节，具体的运动形式会有理疗师指导。尽管刚开始活动会感觉不舒服，但可以缓解疼痛、预防血栓形成以及改善髋关节功能。

出院后还要坚持这些运动，同时，医生会开几周或几个月的药，包括预防血栓的抗凝药和预防感染的抗生素。对于无人照顾的老年患者，术后康复期可能要去康复中心接受物理治疗和其他照料。

家庭规划

回家前甚至住院前，最好把家庭重新规划成有利于康复的环境，清理走廊以便于更好地使用拐杖，安置合适高度且牢固的座椅。

规划个人区域，涵盖所有随手用的必需品，比如眼镜、阅读材料、药物、电话、遥控器、电脑或平板电脑、垃圾桶、饮用水。

康复情况主要取决于个人，记住以下因素：

·保持手术切口的清洁和干燥，拆线时间一般在术后2～3周，此前不要淋雨或全浸浴，最好用海绵擦洗。

·术后前几个月，肿胀是正常反应。为消除肿胀，可以抬高腿，把冰袋放在髋部，每次几分钟，注意不要直接用毛巾或洗碗布包着冰块接触皮肤。

·假如意识到体内可能形成了血栓或感染，立即去看医生。体内存在血栓的症状和体征包括：小腿疼痛、发红、压痛，以及下肢新出现的肿胀。感染的症状和体征包括：切口处的红肿、伤口流脓、高烧不退、寒战和髋部疼痛加剧。

·一定要小心假体脱臼，坐下或躺着时不要交叉双腿。膝盖不要超过髋部水平，把坐垫调成髋部高于膝盖的高度。尽量别扭腰，睡觉的时候在膝盖间放一个枕垫，维持髋部各部分对齐。

·因为在牙科手术期间细菌可进入血流，所以告诉医生近期曾接受髋关节置换术非常重要。在开始牙科操作前，医生会开抗生素以预防细菌入血和感染。

·坚持活动很重要：每天至少起床活动1小时。假如关节内安装的是混合假体（骨水泥假体），可以经常短暂地让大腿承受一定重量，但是有必要借助拐杖的力量让关节更好地愈合。假如安装的是非骨水泥假体，手术医生也许会提醒患者在前6周不要让大腿承受任何重量，有利于骨头能更好地长入假体内。

·不要过度活动：活动和锻炼的最佳程度是让自己舒适的程度。散步比较安全，游泳是一项对关节有益的运动，推荐切口愈合后即可游泳。

·健康的饮食也占重要地位：继续如手术前一样关注体重，因为增加的体重会对关节产生不必要的压力。

大多数人能恢复正常活动，但不会在短期内恢复，一个良好的康复不仅需要遵循医生或理疗师的嘱咐，还需要坚持一些习惯，比如每天按要求运动。

腕部骨折

相对脊柱骨折和髋部骨折，腕关节骨折更容易处理。大多数（约90%）骨质疏松症相关腕关节骨折是桡骨远端骨折，桡骨位于前壁外侧，此类骨折被称为克雷氏骨折，容易愈合，主要是由于手和手腕的过度活动。

当治疗无法预防骨折时，可能原因为

采用药物预防骨折的骨质疏松症患者仍有可能骨折，出现这种现象是因为治疗骨质疏松症的药物最多能预防70%的骨折。而且有些药物的预防效果比其他药物好，但所有治疗骨质疏松症的药物都能预防脊柱骨折，但不是所有的药都能预防髋部、腕关节或其他部位的骨折。医生会根据每位患者的骨密度测定和骨折风险选择适合的药物。

那么在接受骨质疏松治疗期间仍发生了骨折该如何处理？医生很可能会评估患者的身体状况以确保患者正确用药。因为有些个体不能很好地吸收药物，医生也可能开一些检查来排除骨折原因。根据最近的一次骨密度测定时间，医生可能会再开一次骨密度测定以确定患者骨密度是改善、保持原来的水平还是降低。患者在接受治疗期间，骨密度应该保持在正常水平或得到改善。假如骨密度下降，提示可能所服用的药物没有疗效。

也可能是患者和医生都没有意识到患者的骨密度水平没有得到足够的治疗，这种情况下的药物剂量对骨质的消极效应远大于积极效应。比如，因为维生素水平太低以至于不能吸收足够的钙离子，尽管服用了药物，骨密度仍会因此下降。

患者可能做了各种检查仍查不出骨折的具体原因，这时医生会继续让患者服用相同种类的药物，骨折可能不会再次发生。假如再次骨折，患者可能需要更换药效更强的药物。

　　然而，有些类型的骨折较为复杂。假如骨折片小于0.1英寸（2.54毫米），则考虑清除该骨折片。只有骨折断端对齐，骨头才能愈合。假如骨质碎裂为3块以上，则称为粉碎性骨折。

　　以上两种骨折类型均需要手术复位，可能要用到螺钉或其他附件以固定骨折断端。假如骨折时合并皮肤的损伤破裂（即开放性骨折），则需要接受一些紧急的治疗措施以预防感染。

　　以下是治疗腕关节骨折的一些方案：

石膏或夹板

　　石膏固定适用于腕关节骨折且轻度移位的老年患者，短臂石膏一般固定于肘部到手掌间。短臂石膏主要固定腕关节，相比手术，没有创伤，而且疗效也很好。肿胀是骨折后常见的问题，解决方法是可以先用夹板固定几天，等肿胀消除后换石膏固定。抬起手臂和冰敷手部也有益于消肿。

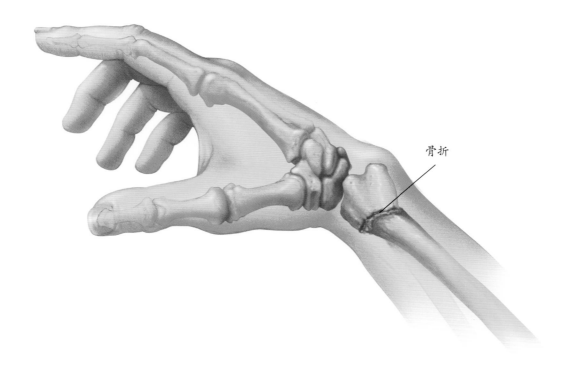

图14-3　腕关节骨折：腕关节骨折有不同的治疗方案，基本处理方式是上石膏，对于其他更多类型的腕关节骨折是应用螺钉固定骨折断端

长臂石膏主要固定整个手臂和大拇指，包括由上臂到手掌位置，后期短臂石膏将代替长臂石膏，有助于肘部的活动。石膏被拆除后，医生可能会为患者安装可拆卸夹板，主要在夜间和运动期间使用，手臂可得到更好的支撑。

内固定

复杂骨折类型，特别是累及关节面的骨折，可能需要内固定。内固定是一种手术复位方式，术中将用到固定针、连接杆、金属板、螺钉或骨移植物。

外固定

假如骨折断端严重移位，最好的治疗方案是外固定，即金属固定针直接穿过皮肤进入骨折的两端，金属固定针在体外连接到体外固定器。手臂挂在吊腕带上可以保护和抬高手腕。外固定时间一般为6～12周，其间医生会定期调整固定针，确保准确复位。

注射骨水泥

骨质替代材料作为填充物有助于保持病损骨头的稳定性。骨水泥以前经常用于治疗腕关节和手部的骨折，但效果不理想，所以现在只有少数腕关节和手部骨折患者会用到骨水泥。

物理疗法

腕关节骨折的一个常见并发症是后期的腕关节麻木感，针对此症状，医生或理疗师在骨折稳定后会尽快让患者活动手指和相邻的肘部及肩部。

先合起手指成拳头状，然后慢慢充分地张开手指，一个常见的锻炼方式，石膏或钢板拆除后，可能需要更多其他的锻炼方式，包括增加骨量的抗阻运动。

在任何的康复方案中，患者起主要作用。为实现恢复手的功能这一目标，应认真完成医生交代的任务并坚持执行锻炼。

管理慢性疼痛

虽然妥善的处理能缓解骨质疏松性骨折引起的疼痛，但恢复期间的治疗也会造成疼痛，甚至有时骨折愈合后还会有疼痛的持续。

目前似乎还没有治疗慢性疼痛的速效止痛药，而疼痛会导致愤怒、抑郁和焦虑，反过来加剧疼痛。虽然不能立即止痛，但是可以学习如何管理疼痛。记住以下两点：

·患者在疼痛的管理起主导作用。要想改善生活质量，必须付出行动实现目标，只有患者自己的意志才能掌控未来。

·管理慢性疼痛不是消除疼痛，而是把疼痛控制在可以忍受的范围内。

说到慢性疼痛，人们往往想到止痛药，止痛药当然可以缓解急性疼痛，而且

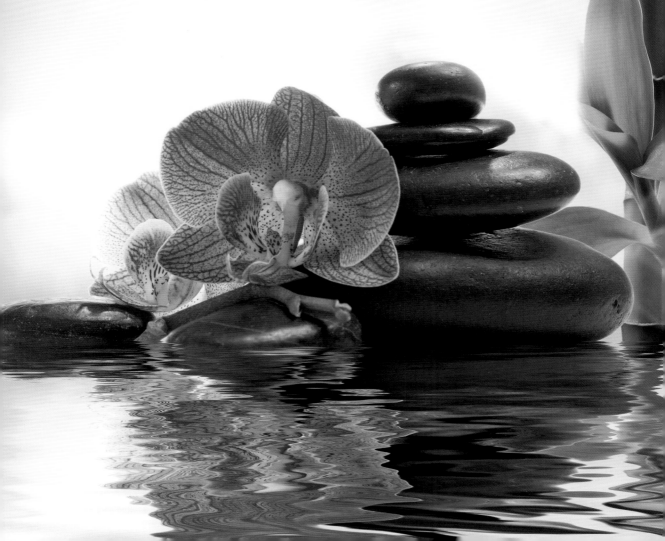

合理应用可以有非常好的疗效。然而，对于很多慢性疼痛性疾病，药物终不是治疗之道。

有些人服用药物不是因为疗效，而是因为他们感觉自己需要服药。他们对药物形成了依赖，不愿关注更有效、更安全、更长久的治疗方案。然而这群人会惊奇地发现，停药并没有他们预期的那么困难，他们还发现不服药能更好地掌控疼痛和生活。

缓解疼痛的方案

当止痛药物没有疗效或副作用太大而不推荐服用时，其他方案也可用于缓解慢性疼痛。

锻炼

锻炼和休息对康复和缓解疼痛同样重要，从长远看，锻炼的作用更是不容小

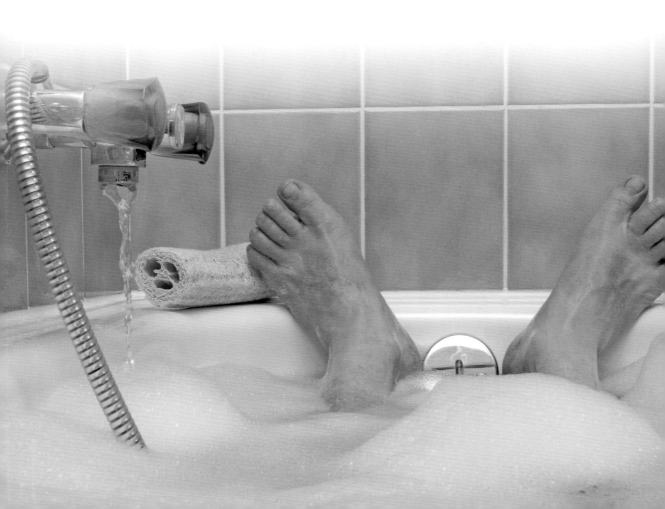

觑。锻炼期间，身体会分泌一种化学物质内啡肽，可以阻断疼痛信号到达大脑。自身产生的内啡肽越多，对其他形式的止痛物质依赖越小，比如药物。

因为有些锻炼对骨质疏松症患者是禁忌，所以在开始任何一项锻炼前咨询医生都十分重要，这样可以确定最佳的锻炼形式。

冰敷和热敷

冰袋冰敷可减轻肿胀和炎症，还有局部麻醉的作用。热水瓶、温水浴、加热灯等加热治疗可以放松肌肉，并有助于减轻慢性疼痛。记住不要让皮肤直接暴露于特别高或特别低的温度。用毛巾包着冰块或热水袋，每次冰敷或热敷控制的时间在20分钟内。

放松方式

理疗师会指导患者完成一些放松方式，这些方式有助于从疼痛中转移注意力、放松肌肉、缓解压力，包括可视化、渐进性肌肉放松和深呼吸。

生物反馈疗法

生物反馈疗法的目的是教会患者如何控制某些机体反应，其间，一个训练有素的医生会利用电极和其他感应器来区分身体的不同部位，电极与监测设备相连，该设备以视觉或听觉的形式反馈患者的肌紧张、心率、血压、呼吸频率、体温。

通过以上反馈，患者能够学会产生积极的身体反应，比如降低血压、升高体温，这些都是放松的信号。记住，身体越是放松，对疼痛的关注越少。医生正是利用生物反馈疗法中放松的方式让患者更镇定。

音乐疗法

音乐疗法师声称音乐疗法能够降低压力、减轻抑郁症状、促进疼痛的缓解，他们利用音乐的各方面功能，从身体、情绪、心理、社会和精神上帮助患者改善或保持健康。在正确的指导下表演乐器或听音乐有助于缓解肌肉紧张，此外还能降低呼吸频率。

电刺激

经皮电神经刺激也可通过阻断神经信号传导至大脑达到止痛效果，主要操作为：把电极放在靠近疼痛部分的皮肤。经皮电神经刺激可以缓解脊柱神经炎症或压迫造成的腿部疼痛，但对于腰背部的慢性疼痛，疗效甚微。

警示语

对于骨质疏松症患者，一些缓解疼痛的疗法可能意味着严重后果。在尝试按摩疗法或其他脊柱操作前，记得问问医生，因为这些操作可能会造成脊柱骨折，甚至加重病情。

第十五章

居家安全

对老人来说，特别是对于骨质疏松症患者，摔倒是一项重大危险事件。根据美国疾病预防控制中心的数据，每年65岁及以上的老年人中，每三个就有一个摔倒。摔倒的人群中，20%~30%的人会遭受中重度损伤，造成活动度和独立能力的下降。至少95%的髋关节骨折源于摔倒。

65岁及以上老年人的摔倒中，有一半是发生在家里，因此，在治疗骨质疏松症的行动方案中，很容易想到降低摔倒的风险。为降低摔倒风险，患者可以调整家庭和工作区的环境，以便能舒适而安全地工作和走动。

家里可能要用到一些辅助性工具，能够帮助患者安全地完成日常任务和活动，把对身体的压力降到最低。手杖或步行器有支撑作用，在步行时有助于保持身体平衡。其他辅助性工具可以消除引起骨折的危险动作，比如伸手取放在高架上的东西或者弯腰拾起地上的东西。

如果像多数人一样，患者很可能想实现最大限度的自理，这就意味着能够在家自己制订计划并像其他人一样自由安排时间。为了实现尽可能长时间的自理，有必要注意一些预防骨折的行为。这章主要讲述预防骨折的具体措施，有助于预防骨折、坚持运动和过自己想要的生活方式。

安全的室内生活

很奇怪，统计学显示作为私人密室的家被归类为最危险的场所之一，别忘了在家期间常接触的是电、热源、水、光滑的表面、阶梯和其他很多物理性危险。大多数老人都是和家里的四面墙一起度过一天的24小时。

鉴于以上原因，非常有必要探查一下家里的环境，找出可能导致身体失衡或摔倒的东西：阶梯、地毯、电线、脚踏凳和经常湿漉漉的地方。厨房和浴室是家里最危险的地方，还要记得找出可能人多拥挤的地方，这些地方有多重危险。

在检查家庭安全性的时候一定记住一些原则：保持过道通畅无阻，设置合适的照明灯、安全的座椅，整理工作区域。

保持过道通畅

显然，患者在家可能走动的每个地方都要仔细检查，但要特别注意房间内、房间与房间和客厅的通道，及时整理并清除不必要的杂物。

同样要小心狭小空间和一些可能与家具或人碰撞的角落，不要踩踏宽大、弯曲翘棱、破旧的地毯或瓷砖，还要小心门槛，因为鞋跟可能会绊到门槛进而引起摔倒。

提供适当的照明

好的视野是预防摔跤的最好方式，而在家增加照明设备是改善视野最简单实用的方法。多设几盏台灯，刚开始可以把正在用的台灯换成更大功率的，但要注意更换的最大功率要在制造商推荐使用的功率范围内，说明书或包装外面会标注。同样要注意，不合理地使用太亮的灯光会刺眼，不利于好的视野。

家里最需要照明的地方可能就是楼梯、走廊、衣帽间、储藏室、洗衣房、车库和地板高度有变化的地方，如沉降式的客厅。确保家中吊灯的功率在许可范围内为最大功率，在橱柜内也安装照明装置，有利于明亮视野。

因为在夜间的平衡力不如白天，所以在家里常走的通道设置夜间照明灯，半夜起床去卫生间和厨房的路上就不会很黑暗。

请电工在常住的房间多设几个墙壁开关，这样就能在多个地方控制灯的开关，省下去暗处控制开关的路程。遥控开关的技术已得到很大改善，它们的价格也相应降低了。

预防摔倒的具体措施

以下是在家预防摔倒的一些简便方法：

·保持房间内障碍物，特别是台阶。

·不要让电线或电话线挡在路中间。

·少穿袜子、长袜或毛绒拖鞋，挑选没有跟和防滑的鞋子穿。

·确保地毯是防滑材质或被固定在门边，扔掉容易滑倒的地毯。

·在床边放一个电话和手电筒。

·确保楼梯足够明亮，楼梯两边一定要设置扶手，台阶最好铺上紧密编制的地毯或防滑材料。

·在卫生间靠近浴盆、淋浴器和马桶的墙壁上安装扶手杆，并在浴盆和淋浴器上安装橡胶垫。

·在卫生间内安装夜间照明灯。

·增加天花板上的照明装置，这样就不用走进一个黑暗的房间打开台灯。

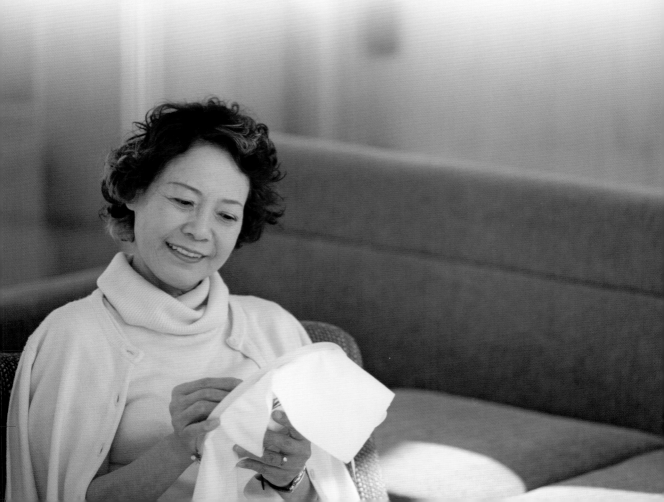

安全的座椅

维修好家具，特别是椅子、沙发和其他形式的座位。椅子应该有很好的支撑作用，不要倾斜。小心滚轴或摇篮上的任何东西。为防止眩晕导致的摔倒，缓慢地坐下或站起来。

轻松且无压力地坐下或站起来对骨质疏松症患者很重要，特别是在髋关节置换术后。为防止新的关节脱臼，必须保持髋部高于膝盖。使用高且装有硬坐垫的椅子或沙发比低而装有软坐垫的更容易，在现有的家具如椅子或沙发上安装一个或两个泡沫垫有助于患者更好地适应。

整理工作区域

把常用的东西放在容易拾取之处，不要伸手到高架上取东西。假如一定要到高处取东西，使用台阶宽、装有扶手或称为助臂夹的辅助装置的稳固梯凳。为减少背部压力，在厨房尽可能使用前排燃烧器，烹饪时应在灶上移动锅底而不是端起锅。

触碰太烫的自来水时很容易突然撤回身体并滑倒和摔跤，为防止烫伤，不要把加热器的水温调得太高，及时擦干溅到地上的水。

辅助性工具

大家都听过的一句话：要巧干而不是蛮干。假如把这句话用到工作中，就体现在辅助性工具的使用上。古人云"工欲善其事，必先利其器"，巧妙地利用工具有助于更好地完成每天的任务，简单的工具有提供杠杆力量的手柄延长器，其他也有设计精密和符合人体工程学的工具。

有人说看不上小配件和小创意？这种最初反应很常见，甚至可以理解。但是在把辅助性工具和浪费金钱或体力有限联系起来前，应想想我们曾依赖多少前人，是他们让我们的生活更轻松愉悦。

在去离家只有短暂车程的一家杂货店前，人们不可能会犹豫要不要开车去。汽车就是一种辅助性工具，开车从一个地方到另一个地方比走路去更快而且更舒服。舒服地坐在椅子上用遥控器浏览电视频道，这种感觉如何？遥控器也是一种辅助性

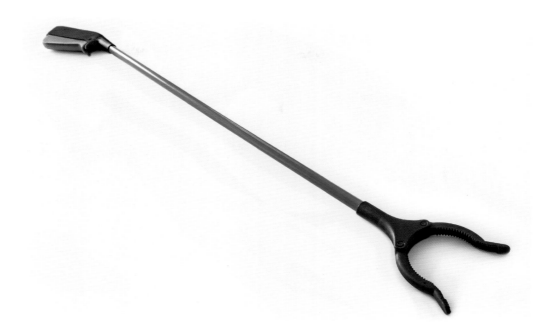

工具。

　　辅助性工具有明确的功能，使用简便，有时只需一点点训练。不管是每天都做的事情，比如系鞋带；还是偶尔做的事情，比如搬重物，辅助性工具都能在帮助患者实现目标的同时把对骨头危险降到最低。步态辅助器，如手杖或助行架，有助于患者把精力放在行走上而不是保持身体平衡上，因此，患者能走得更远、更快、更安全。

　　医疗用品商店、网上、专卖店、医院的理疗部，甚至附近的五金商店，都有患者完成日常任务所需的专门器材。用好这些辅助性工具有助于缓解疼痛、增加舒适度、增加安全性、增强信心、加强能力和保持自理能力。

日常需要的工具

　　辅助性工具主要用于完成简单的日常小任务，利用好正确的工具可以促进患者完成几乎所有需要或想做的家务事。最常见和实用的工具称为助臂夹，助臂夹是一根很轻的杆子，一端装有扳柄，控制着另一端的一个抓爪，便于携带，而且在家里任何地方都能用。患者使用助臂夹时无须弯腰即可取回较轻的物品，比如从地上夹回报纸或从咖啡桌上夹回遥控器。

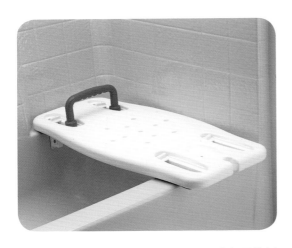

图15-1 预防摔倒：因地面潮湿，卫生间是摔倒的常见场所，一些工具如图中的淋浴椅，可以减少在卫生间摔倒的风险

卫生间也有很多有用的小工具，包括防滑的扶手杆和折叠淋浴座椅，还有可以久坐的抬高马桶。可以买长柄梳妆发刷、梳子以及海绵扑清洗和打扮，这样可以避免弯腰或扭腰。

厨房里可能已经有一些小的电子产品，患者可以通过发现新用法增加它们的用途，协助完成家务。产品制造商有时会在说明书上写出其他用途，比如，开罐器可以安装在橱柜里或台面上，有着抓爪的助臂夹是轻松夹取高架或低架上的物品的好方式。

运动和行走的工具

假如做完髋关节的手术，至少在前几个月的恢复期间，患者在家走动时需要支撑工具。脊柱的多处骨折造成驼背，患者也需要手杖或助行架。

美国卫生与公共服务部显示，为适应行走障碍，上百万的美国人都选择用辅助工具。尽管一开始使用这些工具显得动作很笨拙和恼人，但助行器有助于自己独立地走动。

行走工具包括手杖和助行架，两种工具都有不同的尺寸、重量和设计，所以选择正确的规格和正确使用并不容易。

最好询问医生或理疗师，让他们推荐一款最适合自己的助行器。在选择合适的尺寸、最好的使用方式和是否符合个人需求时，可以求助他人。挑一个过长的手杖是不明智的选择，因为多余的长度会让手臂或肩膀向上，造成背部受压。

使用任何一个新工具时，动作笨拙是正常的，还记得第一次骑自行车或第一次钓鱼的场景吗？熟练了之后就能轻松驾驭。以下是一些有助于选择合适的助行器的指导：

手杖

　　手杖的高度不一定要和身高一样高，相反，手杖只有接触地面的时候才能起到缓解压力和保持稳定的作用，加上两只脚的支撑。

　　假如主要在白天用手杖，那么传统的J形手杖（糖果手杖）可能不是最佳选择。因为在用J形手杖时，身体的重心不在手杖柄上，压力被转到手上。相反，可以考虑使用分担更多重力的弯头管手杖。当然，还有其他风格和形状的手杖，选择最舒服的那一款。

　　平底四脚锥体手杖有四根支柱支撑，比单根手杖的稳定性更好，但是更难使用。铝制的轻手杖比木制的重手杖更轻便。

　　检测手杖是否合适的方法为：站直，一只手握手杖，手杖柄的顶端应与手腕皮肤褶皱线平行。站直不动并握持手杖柄时，手肘应与地面形成15°～20°的角，木制手杖的高度应该修改成最合适的高度，可调节手杖可以调整高度。

　　身体哪一边需要支撑，另一边的手则使用手杖，而不是选择更灵活或更喜欢的那只手使用手杖，损伤的那条腿应该与手杖同时迈出和接触地面。

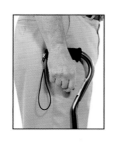

手杖柄的高度应达到手腕皮肤褶线的水平，握持手杖时，手肘应该与地面形成15°～20°的角

正确

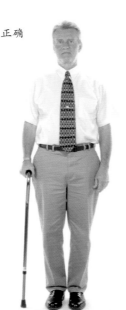

不正确

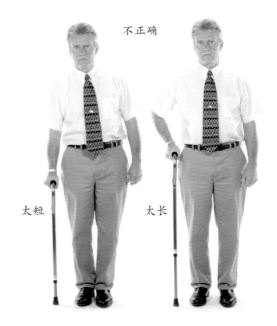

太短　　　　太长

图15-2　手杖高度示意：一个合适的手杖对患者非常重要，因为使用不合适的手杖容易造成摔跤，还会引起手臂和腰背部的疼痛

爬楼梯时，应先迈出健康的那条腿，然后提起损伤的另一条腿，最后提起手杖，这种情况下是健康的腿在支撑体重。下楼梯时相反，先迈出损伤的腿和手杖，然后是健康的另一条腿跟上。

助行架

助行架是能提供稳定性的辅助站立装置，比手杖更安全稳固，有的助行架需要被提着，有的则装有滑轮，有的装有篮子或运输箱。在单层楼房使用助行架最方便，在楼梯或拥挤杂乱的地方不宜使用。

总之，有滑轮的助行架使用起来更方便，除非在厚厚的地毯上或坑坑洼洼的地面上。假如存在身体平衡问题，更应该用有滑轮的助行架。若外出旅行，可折叠助行架是不错的选择。

因为助行架破坏了正常的步态，所以需要一段时间练习如何使用助行架。首先，和手杖一样，助行架也需要调整至合适的高度。手臂放松下垂时，助行架的顶端面应该和手腕皮肤褶皱在一个平面上。只有助行架的高度调好，才能站直。

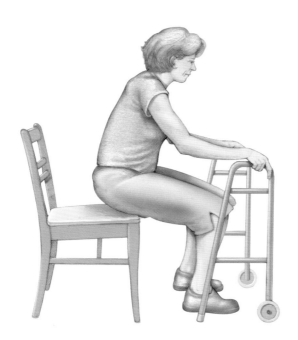

行走时，助行架被移动的距离应该以手臂舒适为准，不要移到太远的距离，否则容易摔倒。移动好助行架后，先迈出损伤的那条腿，不要尝试依靠助行架爬楼梯，除非已经练习得很熟练。

手柄部和杖杆末端部

对于任何助行器的手柄，波形手柄一般比圆形手柄更容易长期握持。在手柄上包裹一层泡沫会不适合手的大小。助行器杖杆末端的直径和设计各不相同，关键的是它对地面所提供的牵引

图15-3 助行架提供了安全稳固性：有滑轮助行架比需要提起的助行架更易使用，依靠助行架站起时，在站起来前，可以先把身子移向椅子的边缘

力。杖杆末端一般由橡胶包裹，因为橡胶有防滑功能，而且在破损后容易替换。扁平软底的末端比球形末端更稳定安全。

杖杆末端破损后，千万不要黏合，应该换一个新的。大多数药店和五金商店都出售杖杆末端替换材料。

慢慢来

在使用助行器前，花一些时间选择正确合适的款式。可以在医疗用品商店和药店购买，也可以在专卖店或网上购买。

在费用方面，不是越贵越好，因为只要有医生开的处方单，就可以在医保或私人保险公司中报销部分或全部助行器的费用。

调整好心态

辅助工具毕竟不能帮助人类完成所有事情，所以不要期望一个简单的工具能解决所有骨质疏松症带来的问题或者让患者完全自理。但是辅助工具的巨大作用不可忽视。很多人在使用辅助工具后，经常惊叹一个小小的工具竟然能让生活变得如此便利。

调整好心态，明白自己能做什么和不能做什么，还有工具多大程度上能改善体力活的受限。

是否需要使用辅助工具取决于患者、医生、职业治疗师或物理治疗师。本章提

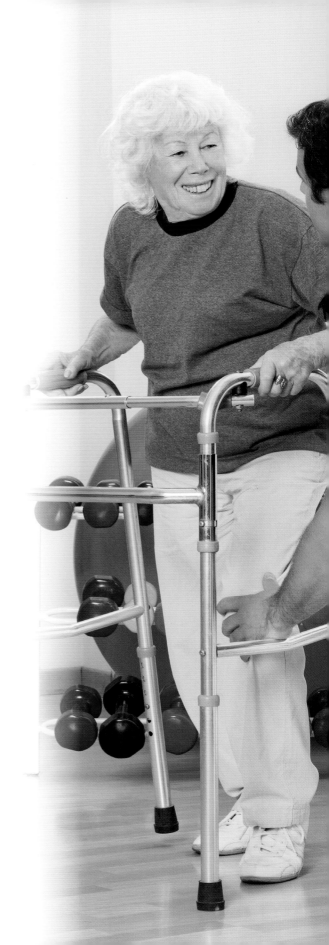

及的几种工具也许不适合某些患者，具体使用哪种工具，应咨询职业治疗师。

职业治疗师主要致力于处理疾病、伤害或衰老在日常生活中带来的影响，他们能满足个人层面的需求并针对具体用户制订具体的方案。医院理疗科、医疗用品商店、专卖店或网站甚至附近的五金商店都出售辅助工具。

态度很重要

本章描绘了关于预防、辅助工具和安全活动的很多方面，患者看完后可能会觉得生活因为骨质疏松症而彻底改变，并且变得不好了。那么在可以毫不犹豫地自由活动和做自己喜欢的事情的日子里是怎么过的呢？患者可能听过这句话：生活中唯一不变的就是变化，但这句话确实道出了生活的真谛。处理生活中变化的能力很大程度上影响着人们的生活质量。

患者对待治疗骨质疏松症和调整生活方式的态度对患者最终的自理程度也有很大影响。

比如，把手杖视为懦弱和病情加重的标志，患者可能不愿使用手杖，最终导致摔倒和髋关节骨折。但是假如把手杖视为自由和更多活动机会的标志，手杖能协助患者完成更多任务，最后患者会受益于手杖提供的支撑和安全性，也会珍惜能够独立活动的能力。

调控骨骼健康

维护或改善骨骼健康在任何时候都不会晚，本书描述了许多方法。一份合适而健全的行动计划应该包括在家或工作岗位的饮食、运动、药物、正确姿势的保持和一个安全的环境。

一段成功的康复中，其他专家、家人、朋友给的支持和医生给的治疗一样重要，所以这些因素加起来能为患者提供预防和治疗骨质疏松症的方法和一段充实而充满活力的生活。

词汇表

B

标准差：测出的高出或低于对照组平均值差值的一致单位。

C

成骨细胞：一类生成骨骼的细胞。

成骨作用：骨骼形成的一个自然过程。

雌激素：雌性机体内主要的性激素，调控生殖系统和维持第二性征。

重塑：由成骨细胞和破骨细胞共同完成的新骨替代旧骨的过程。

脆性骨折：轻微或没有外伤的情况下发生的骨折。

G

钙：许多食物都含有的一种矿物质，经身体吸收后能增强骨骼和牙齿。

钙元素：补钙品中可用的钙含量。

睾酮：雄性体内主要的性激素。

股骨颈：髋部骨头的一部分，衔接髋部的股骨头和大腿长轴骨的上端。

骨：主要由含骨胶原和钙的活组织组成的器官，为躯体提供结构支撑。

骨峰值：骨骼生长发育中所达到的最大骨量。

骨量：骨骼内钙和矿物质的总含量。

骨量减少：骨密度下降的一种状态，但没有达到骨质疏松症的标准。

骨密度：骨骼特定位置的单位体积内钙和矿物质含量，以克/厘米^{2}为单位。

骨密度测定：能测出骨密度的一种检查，以鉴别骨密度是否下降或是否为骨质疏松症。

骨质疏松症：一种疾病，表现为骨量、骨密度的严重下降，骨头脆弱导致骨折的风险增大。

J

脊柱：由33块椎骨连接而成，从颅骨延续至骨盆。

脊柱后凸：也常被称为"驼背"，背部的弯曲是骨质疏松症加重的提示，由椎骨的破裂引起。

继发性骨质疏松症：由药物或其他疾病造成的骨质疏松，与正常的衰老无关。

甲状旁腺功能亢进症：甲状旁腺过度分泌引起的一种症状。

甲状旁腺激素：甲状旁腺分泌的一种激素，可升高血钙，还可能造成骨质疏松。

甲状腺功能亢进：甲状腺过度分泌引起的一种症状。

降钙素：甲状腺分泌的一种激素；也可以作为一种药物来治疗骨质疏松症。

胶原：一种不溶解的蛋白纤维，主要分布于骨骼及结缔组织，如皮肤和肌腱。

绝经后期：指女性绝经后的阶段，表现为月经停止，卵巢停止排卵，性激素分泌水平下降。

绝经期：女性生命中的一个阶段，在此期间，卵巢将失去功能并停止分泌性激素：雌激素和黄体酮。

K

抗阻运动：肌肉克服某种阻力时进行的运动，比如举重。

L

磷：骨内的一种矿物质，许多食物中也含有。

M

密质骨：围绕在松质骨外的坚硬外层骨。

N

内分泌系统：机体内由腺体组成的系统，腺体能够分泌激素进入血液。

P

破骨细胞：一类分解骨骼的细胞。

S

双膦酸盐：用于预防及治疗骨质疏松症的一类药物。

双能X线骨密度测量法：最常用于测量骨密度的技术。

松质骨：骨内的海绵状部分，形状如蜂巢。

T

T值：用标准差测出的高出或低于同年龄、同种族、健康青年的骨密度差值，为骨密度测定的一种结果。

糖皮质激素：一类可以治疗哮喘、风湿性关节炎和伤及骨头的多种炎症性疾病的类固醇药物。

W

W 负重训练： 支撑自身体重的一类运动。

危险因素： 影响疾病发生的风险因素。

X

性功能减退： 雄性或雌性机体的性器官分泌活动减少而造成睾酮或雌激素的生成减少。

Y

压缩性骨折： 一个或多个椎骨破裂引起的一种脊柱骨折。

Z

Z值： 用标准差测出的高出或低于同年龄、同种族、健康青年的骨密度差值，为骨密度测定的一种结果。

再吸收： 破骨细胞分解和吸收骨质的过程。

椎骨： 脊柱由33个骨块组成，其中任何一个骨块均称为椎骨。

索引

Z